Pam dewis y llyfr yma?

Ydych chi'n poeni eich bod c̶h̶i̶ ̶n̶e̶u̶ chi'n ei adnabod yn cael traff

A yw ef neu hi:

- yn ymddangos fel ei fod yr anghofus

- yn anghofio apwyntiadau

- yn gadael bwyd i losgi ar y stof

- yn ffonio'n gyson i ofyn yr un cwestiynau?

Ydych chi'n poeni y gallai fod yn datblygu dementia?

Wrth i nifer y bobl sy'n cael diagnosis o ddementia gynyddu gyda'r boblogaeth yn heneiddio, mae gwir angen deall y cyflwr a sut i helpu.

Mae'r llyfr yma'n egluro:

- symptomau dementia

- yr afiechydon amrywiol sy'n gallu achosi dementia

- y profion mae meddygon yn eu gwneud i gael diagnosis

- triniaethau meddygol ac amgen

- ble i gael cymorth ar gyfer anghenion ariannol a chymdeithasol

- a ydy hi'n bosibl gwneud rhywbeth i rwystro dementia.

Er nad oes gwellhad ar gyfer dementia ar hyn o bryd, mae help ar gael i ddelio â'i symptomau sy'n niweidio. Bydd y llyfr yma'n dangos y camau cyntaf i'w cymryd i gael yr help angenrheidiol.

"Mae hwn yn ganllaw gwych, cynhwysfawr, diffwdan i gyflwr sy'n effeithio ar un oedolyn mewn tri dros 65 oed, gan awdur â phrofiad meddygol a phersonol o ddelio â dementia."

Alice Roberts, *cyflwynydd teledu ac Athro Ymgysylltiad y Cyhoedd â Gwyddoniaeth ym Mhrifysgol Birmingham*

"Roedd clefyd Alzheimer gan fy nhad a fy mam. Weithiau roeddwn i'n teimlo bod y cyfan yn drech na mi a 'mod i ar goll dan yr holl straen – doeddwn i ddim yn gwybod ble i droi nac at bwy. Mae'n drueni nad oedd llyfr Simon ar gael yn ystod y blynyddoedd tywyll hynny. Byddai wedi bod yn help cyfeillgar, llawn gwybodaeth a fyddai wedi fy rhoi ar ben y ffordd drwy dwnnel tywyll iawn."

Fiona Phillips, *cyflwynydd teledu, colofnydd y* Daily Mirror, *a llysgennad yr Alzheimer's Society*

Camau Cyntaf byw gyda Dementia

Dr Simon Atkins

Addasiad Cymraeg
Rhun Bleddyn

GRAFFEG

Er cof am fy nain Hilda Taylor a fy ewythr
George Hardyman.

*Gyda diolch arbennig i Ruth Clarke am ei holl gymorth
wrth baratoi'r llawysgrif ac i fy ngwraig Nikki am ei
chefnogaeth wrth i mi ymchwilio ac ysgrifennu.*

*Mae'r holl gyngor yma er gwybodaeth yn unig ac ni ddylai gymryd lle cyngor
meddygol cymwys.*

Y fersiwn Saesneg
Hawlfraint y testun © 2013 Simon Atkins
Hawlfraint yr argraffiad Saesneg © 2013 Lion Hudson

Mae hawl Simon Atkins wedi'i gydnabod fel awdur y gwaith hwn. Mae ei hawl
wedi'i ddatgan dan Ddeddf Hawlfreintiau, Dyluniadau a Phatentau 1988.

Cyhoeddwyd gan Graffeg adran o
Graffeg Limited
24 Canolfan Busnes Parc y Strade, Llanelli, SA14 8YP
www.graffeg.com

ISBN 9781912654697

Argraffiad Saesneg cyntaf 2013
Argraffiad Cymraeg cyntaf 2019
Addasiad Cymraeg Rhun Bleddyn
Hawlfraint yr argraffiad Cymraeg © 2019 Graffeg

Cydnabyddiaeth
t. 12 Ffigurau o wefan yr Alzheimer's Society, atgynhyrchwyd trwy ganiatâd yr
Alzheimer's Society, 2012: alzheimers.org.uk/infographic.
t. 73 *The Poems* gan Dylan Thomas. © Dylan Thomas. Atgynhyrchwyd trwy
ganiatâd David Higham Associates a New Direction.
t. 59 'My mother was back, the lights were on' gan Oliver James, The Guardian,
2 Awst 2008. Atgynhyrchwyd trwy ganiatâd Guardian News & Media Ltd.

t. 86 Diagram © Sam Atkins, ail-luniwyd gan Jonathan Roberts

Y clawr a delwedd t. 3, © Uyen Le/Stockphoto.com

Mae cofnod catalog am y llyfr hwn ar gael o'r Llyfrgell Brydeinig

Argraffwyd a rhwymwyd yn y DU, Mawrth 2019

Cynnwys

Rhagair

Ar benwythnos o wyliau yn ddiweddar, roeddwn i'n eistedd o amgylch y bwrdd swper gyda chwech o bobl roeddwn i newydd gyfarfod â nhw. Dechreuodd y sgwrs wrth drafod ein swyddi ni. Dywedodd y cyntaf ei bod hi'n mwynhau seibiant yr oedd gymaint o'i angen arni, diolch i weddill ei theulu, gan ei bod yn ofalwr llawn-amser i'w mam a oedd â chlefyd Alzheimer. Ar unwaith, dywedodd rhywun arall fod dementia gan ei mam hithau hefyd. Ar unwaith, newidiodd testun y noson o yrfaoedd i ddementia ...

Wrth sôn am bethau a oedd wedi digwydd, straeon personol a'r problemau mwy cyffredinol, o niwrowyddoniaeth sylfaenol i anghenion ymarferol, fe ddaeth hi'n amlwg bod y ddwy yma'n ysu am wybodaeth. Doedd neb, medden nhw, wedi egluro pethau iddyn nhw mewn gwirionedd; doedd neb wedi rhoi'r darlun llawn iddyn nhw. Yn barod, wrth i'r noson fynd yn ei blaen, roedden nhw'n teimlo'n fwy positif. Wrth gwrs, sylweddolai'r ddwy nad oes gwellhad ar gyfer dementia ar hyn o bryd, ond roedd deall mwy yn codi'u calonnau nhw.

Weithiau, mae cyd-ddigwyddiadau rhyfedd yn digwydd. Yn rhyfeddol, y penwythnos hwnnw, paciais lawysgrif y llyfr yma, a gefais gan Simon Atkins, yn fy mag. Sylweddolais mai dyma'r union beth yr oedd ei angen ac nad oedd ar gael mewn canllaw cryno, syml. Mae'n rhaid bod y cwestiynau a godwyd dros swper y noson honno yn union yr un peth â'r rheini sydd ar feddwl nifer o bobl sy'n wynebu newid byd ar ôl diagnosis o ddementia. Mae llyfr Dr Atkins yn hynod yn yr ystyr ei fod yn cynnwys nifer mawr o bynciau, o gyflwyniad sylfaenol i'r ymennydd hyd at gyngor ar gymorth cyfreithiol ac ariannol, ac mae'n gwneud hynny yn gryno, yn glir ac mewn modd hynod hawdd ei ddarllen. Yn anad dim, dyma gipolwg tosturiol ar y salwch gan rywun sy'n gyfarwydd â gweld rhywun agos yn diflannu o'i flaen. Er nad yw'n cynnig ateb hawdd, dyma ddisgrifiad gonest ac eglur o sut mae hi ar hyn o bryd o ran deall dementia. Ac, fel y sylweddolais i gyda fy ffrindiau dros swper, deall yw'r cam cyntaf ymlaen.

Y Farwnes Susan Greenfield
Niwrowyddonydd ym Mhrifysgol Rhydychen
sy'n ymchwilio i glefyd Alzheimer

 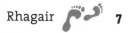

Cyflwyniad

Mae rhywun yn y byd yn cael diagnosis o ddementia bob saith eiliad.

Na, dydy hwn ddim yn gamgymeriad. Darllenwch y geiriau eto, ond ni fydd yr ystadegyn yma'n newid. Mewn gwirionedd, erbyn i chi wneud hynny, bydd rhywun arall wedi cael diagnosis yn rhywle arall.

Ond efallai ei bod hi'n werth ei ddarllen eto; mae'n gallu cymryd amser i ddeall yr ystadegyn syfrdanol yma'n iawn. Mae hyn yn golygu, erbyn i chi wylio ffilm o hyd cyffredin neu eich hoff dîm yn chwarae 90 munud o bêl-droed, y bydd bron 850 o bobl yn y byd wedi cael y diagnosis yma.

I fod yn fwy personol, mae'n bosibl mai dim ond mater o amser yw hi nes i chi neu fi gael y newydd hwnnw ein hunain. A heb amheuaeth, mae'n siŵr ryw ddydd y bydd rhywun rydym ni'n ei adnabod ac yn ei garu yn cael gwybod bod dementia ganddo.

A dim ond am y rheini sydd wedi cael diagnosis rydym ni'n sôn. Mae yna bryder mai dim ond hanner yr achosion yn eu practis mae meddygon teulu fel fi yn dod o hyd iddyn nhw. Mae'n bosibl iawn mai dim ond hanner stori fwy a llawer mwy brawychus yw hon.

Felly beth mae dementia yn ei olygu?

Mae pawb ohonom ni wedi cael pwl anghofus. Anghofio

allweddi'r car, er enghraifft, a dod o hyd iddyn nhw yn ein poced ar ôl troi'r tŷ ben i lawr yn chwilio'n wyllt amdanyn nhw. Neu gyfarfod â hen gymydog am y tro cyntaf ers talwm a methu'n lân â chofio enw'r wyneb cyfarwydd, er i chi dreulio dros ddeng mlynedd yn sgwrsio dros ffens yr ardd.

Yna fe gawn adegau pan fyddwn yn drysu ac yn arllwys te i'r bowlen siwgr neu'n anghofio tynnu'r pwdinau Efrog o'r ffwrn gyda'r cig rhost, a chlywed arogl cytew'n llosgi yn ein hatgoffa amdanyn nhw bum munud yn ddiweddarach.

Ac yn olaf mae'r achlysuron ofnadwy, dychrynllyd hynny pan fyddwn ni'n mwynhau coffi a sgwrs gyda ffrindiau ac yn sylweddoli'n sydyn fod yr apwyntiad deintydd wedi dechrau ers deng munud, neu, yn waeth fyth, yn cofio ein bod wedi methu nôl plentyn chwech oed o'r ysgol a fydd erbyn hyn yn beichio crio.

Gallwn barhau i restru enghreifftiau o anghofio pethau cyfarwydd a phwysig bob hyn a hyn, rhywbeth sydd, diolch byth, yn gwbl gyffredin ac yn normal iawn. Ond pryd mae'r anghofrwydd yma'n troi'n glefyd? Sawl pwl anghofus sy'n rhaid eu cael cyn y dylem ni bryderu amdanyn nhw? Pryd mae anghofrwydd parhaus yn peidio â bod yn rhan o bersonoliaeth rhywun ac yn arwydd cynnar o ddementia? A sut mae darganfod hynny?

Os ydych chi'n pryderu amdanoch chi'ch hunan neu am rywun agos, neu os ydych chi wedi cael diagnosis yn barod, dyma pryd y dylai'r llyfr bach yma fod o help i chi. Bydd yn rhoi cipolwg ar beth yw dementia a beth nad yw, ac yn trafod y pedwar prif fath (yn ogystal â rhai o'r mathau mwy prin). Mae'n tynnu sylw at y symptomau cyffredin y dylem ni chwilio amdanyn nhw a sut i

 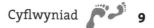

gadarnhau'r diagnosis, gydag adrannau'n rhoi manylion am brofion cyffredin mae meddygon a seicolegwyr yn eu defnyddio i wneud rhagor o waith archwilio.

Bydd y llyfr yn trafod triniaethau hefyd, gan gynnwys y rheini mae'r proffesiwn meddygol a therapyddion cyflenwol yn eu cynnig, gan roi sylw arbennig i sut mae teuluoedd a gofalwyr yn gallu helpu. Ac i orffen, byddwn ni'n edrych ar y rhagolwg tymor hir, sut mae'r cyflwr yn debygol o ddatblygu a beth y gallwn ni ei wneud i leihau gofid wrth i'r cyflwr ddatblygu.

Diolch byth, dydy pethau ddim yn ddu i gyd. Mae cyffuriau, therapïau cymdeithasol a seicolegol gwell, a mwy o ymwybyddiaeth o'r salwch, yn barod yn helpu pobl â dementia i gynnal ansawdd bywyd gwell na'r un a fyddai'n bosibl ddegawd yn ôl. Ond gyda dwsin o bobl o leiaf yn cael diagnosis ers i chi agor y llyfr yma, mae yna frys go iawn i ni i gyd fod yn fwy ymwybodol o'r cyflwr yma sy'n gwneud niwed mawr ac nad oes modd ei wella, hyd yn hyn.

1

Beth yw dementia?

Mae nifer o afiechydon gwahanol sy'n arwain at ddifrod cynyddol i'r ymennydd, nad oes modd ei wella, yn achosi dementia. Ymhlith y symptomau mae'r difrod yma yn eu hachosi mae colli cof, penbleth, dryswch, problemau gydag iaith a phenderfynu, diffyg dealltwriaeth, hwyliau oriog, rhithweledigaethau (*hallucinations*) a rhithdybiau (*delusions*) ac o ganlyniad, golli'n raddol y gallu i wneud tasgau mwyaf sylfaenol bywyd bob dydd.

Mae'n gyflwr mewn oedolion sy'n gallu effeithio ar ddynion a merched fel ei gilydd ac sy'n dod yn fwy cyffredin wrth i bobl fynd yn hŷn, er bod 2 y cant o'r rheini sy'n cael diagnosis o dan 65 oed. Ar ôl dod yn ymwybodol o'r symptomau, maen nhw'n gallu sefydlogi am hyd at bum mlynedd. Ar gyfartaledd, mae pobl yn byw am ddeng mlynedd arall (er bod hyn yn dibynnu ar faint oedd eu hoed pan gawson nhw'r diagnosis). Nid yw pobl â dementia yn byw mor hir â gweddill y boblogaeth. Mae'n fwy na thebyg bod hyn oherwydd yr anallu mae dementia yn ei achosi, sy'n cynyddu'r risg o gwympo yn ogystal â'r tueddiad i gael heintiau fel niwmonia.

Dementia mewn rhifau

800,000	Nifer y bobl yn y DU â dementia.
1.7 miliwn	Nifer y bobl yn y DU a fydd â dementia erbyn 2051.
1 mewn 3	Nifer y bobl dros 65 oed a fydd yn datblygu dementia.
62%	Canran y bobl â dementia sy'n cael ei achosi gan glefyd Alzheimer.
£23 biliwn	Cost dementia i'r DU.
£8 biliwn	Gwerth y gwaith sy'n cael ei wneud gan ofalwyr i'r DU.

Ffynhonnell: Alzheimer's Society, 2012

Chwalu'r chwedl

Mae hen bobl i gyd yn cael dementia.
Nid yw dementia yn rhan naturiol o broses heneiddio ac er y bydd un o bob tri dros 65 oed yn ei ddatblygu, mae cymaint â dwy ran o dair o'r boblogaeth na fydd yn ei gael.

Achos mwyaf cyffredin dementia yw clefyd Alzheimer a'r achosion mwyaf cyffredin wedyn yw clefyd fasgwlar, dementia llabed flaen (neu glefyd Pick), a chlefyd cyrff Lewy. Mae'r dosbarthiad oedran ar gyfer achosion dementia yn debyg i siâp twmffat/twndish – y rhan uchaf yn llydan a'r gwaelod yn fwy cul o lawer. Y rheswm am hyn yw y gall unrhyw un o'r clefydau uchod fod yn gyfrifol am achosi dementia mewn pobl iau, ond i bobl dros 75, oed clefyd Alzheimer sy'n achosi bron iawn pob achos o ddementia.

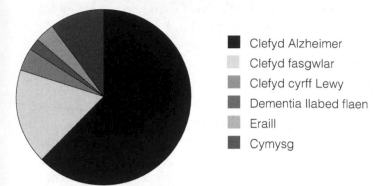

- ■ Clefyd Alzheimer
- ▨ Clefyd fasgwlar
- ▧ Clefyd cyrff Lewy
- ▨ Dementia llabed flaen
- ▨ Eraill
- ■ Cymysg

I ddeall beth sy'n mynd o'i le yn ein hymennydd wrth ddatblygu unrhyw fath o ddementia, mae'n help cael rhyw fath o syniad am sut mae'r ymennydd yn gweithio pan mae'n gweithio'n iawn. Darllenwch Atodiad A am ragor o wybodaeth.

Clefyd Alzheimer

Dyma achos mwyaf cyffredin dementia a gan ein bod ni i gyd yn byw'n hirach, mae arbenigwyr yn rhagweld y bydd yn effeithio ar dros 80 miliwn o bobl ledled y byd erbyn 2040; bedair gwaith y nifer sydd wedi'i effeithio nawr.

Meddyg o'r Almaen o'r enw Alois Alzheimer a ddisgrifiodd y clefyd gyntaf yn 1906. Clefyd corfforol yw dementia sy'n gwneud i blaciau protein a chlymau ffurfio yng nghelloedd yr ymennydd. Mae'r rhain yn gwneud difrod i'r celloedd, sy'n eu rhwystro nhw rhag gweithio'n iawn ac ymhen amser yn lladd cell. Gydag amser, mae'r clefyd yn ymledu i fwy a mwy o rannau o'r ymennydd, sy'n gwneud y symptomau'n waeth.

Nid oes dim byd penodol yn achosi clefyd Alzheimer, ond credir bod yna risg etifeddol (genetig) a bod ffactorau sy'n ymwneud â'n ffordd o fyw fel smocio a deiet gwael hefyd yn ffactorau risg sylweddol. Y ffactor risg mwyaf o lawer yw oedran, gyda 99 y cant o achosion yn effeithio ar bobl dros 65 oed.

Dementia fasgwlar

Dyma'r ail ffurf fwyaf cyffredin ar ddementia. Nid yw dementia fasgwlar yn glefyd unigol ond mae wedi'i achosi gan ddifrod i bibellau gwaed bach yn yr ymennydd, naill ai drwy atherosglerosis – rhydwelïau (*arteries*) yn culhau – neu drwy waedlifau bychain. Gall effeithiau cylchrediad gwaed gwael oherwydd methiant y galon ei achosi hefyd.

Strôc yw'r achos mwyaf, gyda 25 y cant o bobl sydd wedi cael strôc yn datblygu symptomau dementia mewn blwyddyn.

Mae'r ffactorau risg ar gyfer y math yma o ddementia yn cynnwys diabetes, pwysedd gwaed uchel, lefelau colesterol uwch, smocio, deiet gwael a diffyg ymarfer corff.

Dementia cymysg

Gan fod y risg o ddatblygu dementia fasgwlar, fel clefyd Alzheimer, yn cynyddu wrth heneiddio, mae dod o hyd i bobl â symptomau dementia sy'n cael eu hachosi gan gymysgedd o'r ddau gyflwr yn beth cyffredin iawn.

Clefyd cyrff Lewy

Mae hwn, fel clefyd Alzheimer, yn cynnwys enw'r meddyg a ddisgrifiodd y clefyd gyntaf, sef Frederic Lewy. Yn 1912, ef oedd y cyntaf i sylwi ar waddodion (*deposits*) crwn annormal o brotein yn yr ymennydd canol ac yn y cortecs. Mae'r gwaddodion hyn i'w gweld hefyd yn ymennydd canol pobl â chlefyd Parkinson. Felly, yng nghlefyd cyrff Lewy, nid yn unig mae gan ddioddefwyr symptomau dementia ond maen nhw hefyd yn debygol o fod â symptomau clefyd Parkinson (trowch at Bennod 2 am ragor o fanylion am symptomau).

Ynghyd â phroteinau cyrff Lewy, yn aml mae placiau a chlymau wedi gwneud niwed i ymennydd pobl â'r math hwn o ddementia hefyd.

Er gwaethaf ymchwil helaeth, mae beth sy'n achosi'r cyflwr yma'n parhau'n ddirgelwch.

Dementia llabed flaen

Yn wreiddiol, roedd y math hwn o ddementia'n cael ei alw'n glefyd Pick, ar ôl Arnold Pick, seiciatrydd a oedd yn gweithio ym Mhrag ac a gofnododd y clefyd am y tro cyntaf yn 1892. Ers hynny, cafodd y clefyd ei ailenwi yn ddementia llabed flaen neu'n ddementia blaenarleisiol (*frontotemporal*) i gynnwys cyflyrau eraill, fel clefyd niwronau motor. Mae'r rhain yn gallu achosi dementia sy'n effeithio ar y rhannau hyn o'r ymennydd (y llabedau blaen a llabedau'r arlais (*temporal lobes*)).

Unwaith eto, does neb yn gwybod beth sy'n achosi dementia llabed flaen ac mae Pennod 2 yn sôn am ei symptomau.

Achosion eraill

Gall nifer mawr o glefydau eraill achosi difrod i'r ymennydd ac arwain at symptomau dementia. Mae rhai o'r rhain yn gyflyrau sy'n effeithio ar yr ymennydd yn uniongyrchol, ond mae aflonyddu ar lefelau cemegion a hormonau'r corff, ynghyd â heintiau amrywiol, hefyd yn gallu achosi symptomau tebyg i ddementia. Mae'n bosibl trin nifer o'r rhain (heintiau ar y dŵr, er enghraifft), ac nid ydyn nhw'n glefydau cronig a chynyddol fel y rhai rydym ni newydd eu trafod.

 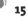

➤ Achosion niwrolegol

Clefyd Parkinson (PD)

Mae pobl â'r cyflwr yma yn fwy tebygol o ddatblygu dementia ac maen nhw'n 2 y cant o'r holl bobl sydd â dementia. Mae symptomau pobl â dementia sy'n gysylltiedig â PD yn debyg i symptomau clefyd cyrff Lewy ac mae'n bosibl bod cysylltiad rhwng y ddau. Yn ogystal â symptomau arferol dementia, maen nhw'n 'gweld pethau' ac efallai'n cael pyliau o hwyliau oriog a bod yn bigog. Yn anffodus, gall rhai o'r cyffuriau sy'n trin PD wneud symptomau eu dementia'n waeth.

Sglerosis ymledol (MS)

Credir bod rhyw fath o broblemau meddyliol gan ganran uchel o bobl sydd ag MS. Maen nhw'n arbennig o dueddol i gael problemau fel hyn os yw'r MS yn effeithio ar gortecs yr ymennydd.

Hydroseffalws pwysedd normal (NPH)

Mae'n gallu bod yn anodd gwahaniaethu rhwng NPH, clefyd Alzheimer a PD gan fod eu symptomau'n debyg. Yn NPH mae hylif yn casglu yn yr ymennydd sy'n gwneud i'r fentriglau chwyddo. Mae hyn yn ymestyn meinwe'r ymennydd, gan achosi symptomau dementia, anawsterau cerdded a dal dŵr. Mae'n effeithio ar bobl dros 55 mlwydd oed ac mae'n rhaid i lawfeddygon yr ymennydd ei drin drwy roi siynt i mewn i'r ymennydd i ddraenio'r hylif.

Clefyd Creutzfeldt-Jakob (CJD)

Mae pedwar math o'r clefyd prin yma ar yr ymennydd a'r un mwyaf adnabyddus yw vCJD. Ar un adeg roedd rhai'n meddwl bod cysylltiad rhwng hwn a chlefyd 'gwartheg gwallgof'. Er na chafodd y cysylltiad ei brofi, credir bod y math yma o CJD yn heintus, ond mae'r lleill fel arfer naill ai ddim ond yn digwydd yn achlysurol neu'n glefydau genetig. Dim ond un nodwedd fach o'r clefyd ofnadwy yma yw dementia, sy'n gallu achosi sawl symptom niwrolegol fel ansefydlogrwydd, lleferydd aneglur, methu rheoli'r bledren a mynd yn ddall.

Clefyd Huntington

Genyn diffygiol ar gromosom 4 sy'n achosi'r clefyd etifeddol yma. Os yw'r clefyd ar un rhiant, mae yna siawns 50/50 y bydd y plentyn yn ei etifeddu. Mae symptomau'n dechrau yn ystod canol oed (30–50 oed) ac yn cynyddu'n ddidrugaredd nes bydd y claf yn marw. Ynghyd â dementia, mae'r symptomau'n cynnwys methu rheoli symudiadau a hwyliau oriog. Yn y pen draw, mae clefyd Huntington yn arwain at y dioddefwyr yn methu gofalu amdanyn nhw eu hunain o gwbl.

➤ Achosion hormonaidd a maethol

Clefyd Addison a chlefyd Cushing

Yn y clefydau hyn mae naill ai diffyg (Addison) neu ormod (Cushing) o hormon o'r enw cortisol. Mae hyn yn arwain at anghydbwysedd mewn lefelau mwynau yn y gwaed, fel sodiwm a photasiwm sydd, ymhlith pethau eraill, yn gallu achosi dryswch meddyliol. Mae trin yr achosion sylfaenol yn gallu lleihau'r symptomau hyn.

 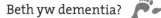

Diabetes

Mae lefelau siwgr gwaed isel yn gallu achosi dryswch tebyg i'r hyn a welir mewn dementia. Mae cywiro lefel y siwgr drwy fwyta ychydig o siocled yn gallu datrys y broblem yn y tymor byr.

Clefyd thyroid

Mae'r chwarren thyroid yn cynhyrchu hormonau sy'n gallu helpu i reoli metabolaeth. Gall chwarren thyroid orweithgar neu danweithgar achosi symptomau o ddryswch a tharfu ar brosesau meddwl oherwydd lefelau anarferol yr hormonau hyn. Eto, bydd trin y clefyd thyroid yn gwella'r symptomau hyn.

Gorbarathyroidedd

Mae'r chwarennau parathyroid yn gwneud hormon sy'n rheoli lefelau calsiwm, ffosfforws a fitamin D yn y corff. Bydd cynhyrchu gormod o'r hormon yn gwneud i lefelau calsiwm yn y gwaed godi'n rhy uchel. Mae hyn yn gallu achosi newid mewn personoliaeth, lefelau ymwybod (*consciousness*) cyfnewidiol, dryswch a hyd yn oed coma.

Diffyg fitamin B12

Un o swyddogaethau fitamin B yw sicrhau bod y system nerfol yn gweithredu'n normal. Mae i'w gael mewn nifer o fwydydd ac mae'r system dreulio yn ei amsugno. Yn anffodus, mae rhai pobl yn methu ei amsugno a gall hyn arwain at ddifrod i'r nerfau yn eu breichiau, eu coesau a'u hymennydd. Mae pigiadau ar gael i wella'r diffyg, ond os yw'r diagnosis wedi bod yn hir yn dod, mae'n bosibl ei bod hi'n rhy hwyr i wrthdroi'r difrod.

Sirosis

Bydd difrod i gelloedd yr afu/iau naill ai oherwydd alcohol neu heintiau fel hepatitis firaol yn rhwystro'r afu rhag gweithredu'n normal, sy'n cynnwys cael gwared ar gynnyrch gwastraff gwenwynig o'r gwaed. Os yw'r tocsinau hyn yn cynyddu, maen nhw'n gallu achosi difrod i gelloedd yr ymennydd, gan achosi dryswch, anghofrwydd, newidiadau mewn personoliaeth ac ymddygiad amhriodol; 'enseffalopathi' yw'r enw ar y rhain gyda'i gilydd. Weithiau, mae'n bosibl gwrthdroi'r symptomau yma drwy drin y difrod i'r afu, ond mewn achosion difrifol mae enseffalopathi yn gallu lladd.

➤ Achosion sy'n gysylltiedig ag alcohol

Syndrom Korsakoff

Fel arfer, alcoholigion sydd â'r cyflwr yma. Mae yfed gormod o alcohol yn lleihau'r gallu i amsugno fitamin o'r enw thiamin ac mae'n rhaid cael hwn i wneud i gelloedd yr ymennydd weithio'n iawn. Mae diffyg y fitamin yma'n achosi problemau gyda'r cof a newid mewn personoliaeth. Gellir ei drin drwy beidio ag yfed alcohol a chymryd thiamin ac atchwanegion (*supplements*) fitaminau eraill.

Achosion heintus

Mae heintiau sy'n effeithio'n uniongyrchol ar yr ymennydd, fel meningitis ac enseffalitis, yn gallu achosi dryswch a newid mewn cyflwr meddyliol. Ond, yn enwedig yn yr henoed, mae heintiau ar y llwybr wrinol neu hyd yn oed y frest yn gallu cael yr un effaith.

 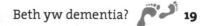

2

Symptomau dementia

Mae adnabod symptomau dementia mor gynnar ag sy'n bosibl yn dyngedfennol, fel bod dioddefwyr yn gallu cael yr help angenrheidiol yn gyflym ac mae gofalwyr a'r teulu'n gallu dechrau cynllunio ar gyfer y dyfodol. Serch hynny, mae'n bwysig nad ydym ni'n chwilio mor galed am y symptomau hyn fel ein bod ni'n gweld dementia ym mhob pwl anghofus ac yn gyrru taid i'r cartref nyrsio agosaf ar ôl iddo anghofio rhywbeth bach.

Mathau o symptomau

Mae tri phrif fath o symptomau sy'n berthnasol i'r holl brif fathau o ddementia, sef:

- *problemau gwybyddol (prosesu meddyliau)* – yn effeithio ar gof pobl, eu gallu i ddysgu pethau newydd, eu dealltwriaeth a'u gallu i ddatrys problemau

- *problemau emosiynol* – yn effeithio ar hwyliau (yn achosi iselder ac anniddigrwydd) ac ar yr awydd i gymdeithasu â phobl eraill

- *problemau ymarferol* – yn effeithio ar allu i wneud gweithgareddau arferol fel ymolchi, gwisgo a choginio prydau.

Camau datblygu'r symptomau

Mae dementia yn gyflwr cynyddol, gyda'r symptomau'n mynd yn fwy difrifol gydag amser. Gallwn rannu datblygiad y symptomau hyn yn dri chyfnod:

- dementia cynnar neu ysgafn

- dementia cymedrol

- dementia difrifol.

Mae rhai pobl yn mynd drwy'r cyfnodau hyn yn gyflymach na'i gilydd, yn ôl beth sydd wedi achosi eu dementia nhw yn ogystal â phryd maen nhw'n cael y diagnosis. Hefyd mae'n bosibl arafu'r cynnydd yn ôl cefndir addysgol; mae'r rheini sydd wedi aros mewn addysg yn hirach yn gallu lleddfu'r symptomau'n well.

Mae'n gallu cymryd blynyddoedd i adnabod dementia cynnar, serch hynny, oherwydd gallai'r symptomau ysgafn fod yn rhan o'r broses heneiddio arferol neu o iselder ac efallai ddim ond yn ffurf ar nam gwybyddol ysgafn (rhagor am hyn yn nes ymlaen). O ran dementia cymedrol, mae'n amlwg bod y cyflwr ar rywun; bydd angen cadw golwg arno wrth iddo wneud y rhan fwyaf o dasgau. Erbyn iddo ddatblygu dementia difrifol, mae wedi colli'r gallu i fyw'n annibynnol a bydd angen gofal parhaol arno.

Mae'r mathau gwahanol o ddementia hefyd yn datblygu ar gyflymder gwahanol, gyda'r math blaenarleisiol yn datblygu'n gyflymach o lawer na chlefyd Alzheimer neu ddementia fasgwlar.

Symptomau gwybyddol

Dyma'r symptomau mae'r rhan fwyaf o bobl yn eu cysylltu â dementia. Bydd cleifion yn aml yn dod ataf i yn y feddygfa yn dweud eu bod nhw'n credu eu bod nhw 'wedi colli arni' neu 'wedi colli'r plot yn llwyr'. Beth bynnag yw'r geiriau, maen nhw wedi colli rhywbeth yn bendant, heb fod yn siŵr pam nac i ble mae wedi mynd.

Ar y llaw arall, efallai'u bod nhw'n dod gyda pherthynas sy'n bryderus oherwydd eu bod nhw'n anghofus, yn ffonio'n aml i ofyn yr un cwestiwn neu'n colli popeth yn ddiweddar.

Rhai o'r symptomau gwybyddol mwyaf cyffredin yw:

- methu cofio enwau a llefydd

- mynd ar goll a chrwydro

- colli pethau neu eu gadael mewn llefydd rhyfedd (er enghraifft, rhoi eu sliperi yn yr oergell)

- colli synnwyr cyffredin, fel methu bod yn ymwybodol o berygl neu wisgo'n anaddas ar gyfer y tywydd (gwisgo cot aeaf ar ddydd o haf neu fynd heb got law ar ddiwrnod glawog)

- y gallu i ddarllen, ysgrifennu a sgwrsio yn dirywio.

Symptomau emosiynol

Mae colli yn gysylltiedig â newidiadau emosiynol sy'n gallu digwydd mewn dementia, gyda phobl yn colli'r gallu yn aml i ymateb yn addas mewn sefyllfaoedd cymdeithasol ac yn gyhoeddus. Yn aml mae hyn oherwydd cyfuniad o'r symptomau emosiynol canlynol:

- cynhyrfu'n hawdd a gwneud môr a mynydd o bethau bach

- syniadau paranoid am bobl sy'n arwain at amau ac weithiau at ymddwyn yn gyhuddgar

- sgwrsio'n anweddus neu fod braidd yn ddigywilydd gyda phobl

- diffyg amynedd gyda phobl neu gyda'r arfer o aros mewn rhes

- bod yn ymosodol

- chwerthin neu ddagrau amhriodol.

Mae'r symptomau hyn yn gallu rhoi straen wirioneddol ar berthynas, gan ei bod hi'n anodd peidio â chymryd sylwadau llym neu embaras cyhoeddus yn bersonol.

Symptomau ymarferol

Byddem ni'n arfer mynd am ginio dydd Sul at fy nain bob wythnos ac er gwaetha'r gwydraid o sieri wrth baratoi, byddai'n coginio cinio rhost cig eidion a phwdinau Efrog hyfryd. Wrth i'w dementia ddatblygu – a dim ond yn ddiweddarach y sylweddolais i hyn – pylai ei gallu i gael y cig a'r gwahanol lysiau'n barod ar yr un pryd. Wrth i ni gyrraedd, byddai fy nhaid wrthi'n pilio tatws roedd hi wedi anghofio amdanyn nhw. Yn y diwedd, roedd rhywbeth roedd hi wrth ei bodd yn ei roi i'w theulu ymhell tu hwnt i'w gallu. Fel arfer, pobl yn colli'r gallu i gwblhau tasgau maen nhw wedi'u gwneud erioed fel oedolion yw'r trydydd math o golled sy'n gallu bod yn arwydd o ddementia'n dechrau. Ac mae'n gallu effeithio ar bob dim o goginio i ymolchi a gwisgo, gwaith tŷ, garddio ac, y peth peryclaf oll i bobl eraill, gyrru.

Deg rhybudd ar gyfer dementia

- Colli cof sy'n dechrau effeithio ar eich gallu i fyw bywyd normal.
- Anawsterau wrth gynllunio pethau neu ddatrys problemau.
- Methu gwneud tasgau a fyddai fel arfer yn gyfarwydd.
- Drysu ynglŷn ag amser a lle.
- Trafferth gyda geiriau wrth siarad neu ysgrifennu.
- Colli pethau o hyd a methu mynd yn ôl ar hyd yr un ffordd i rywle.
- Synnwyr cyffredin gwael, yn enwedig wrth drin arian.
- Colli'r awydd i gymdeithasu.
- Hwyliau oriog.
- Personoliaeth yn newid.

Symptomau penodol i glefyd arbennig

Mae'r rhan fwyaf o'r symptomau rydym ni wedi edrych arnyn nhw yn berthnasol i bob math o ddementia ac mae llawer o debygrwydd rhwng clefyd Alzheimer a dementia fasgwlar yn arbennig. Ond mae gan glefyd cyrff Lewy neu ddementia blaenarleisiol symptomau penodol mae'n werth i chi fod yn ymwybodol ohonyn nhw.

Clefyd cyrff Lewy

Mae'r clefyd yma'n rhannu nifer o nodweddion â chlefyd Parkinson ac felly yn aml bydd symptomau ganddo sy'n effeithio ar symudiad pobl. Gall hefyd achosi meddyliau rhyfedd a rhithweledigaethau (gweld pethau), sy'n gallu achosi gwewyr meddwl. Dyma'r prif symptomau penodol i fod yn ymwybodol ohonyn nhw:

- cyhyrau anystwyth

- symud yn arafach

- cryndod yn y breichiau a'r coesau

- colli mynegiant yn yr wyneb

- gweld anifeiliaid neu bobl nad ydyn nhw yno (rhithweledigaethau)

- daliadau cryf nad ydyn nhw'n wir (rhithdybiau).

Dementia blaenarleisiol

Gan fod llabedau blaen yr ymennydd yn ymwneud ag ymatebion ac ymddygiad cymdeithasol ac emosiynol, gall y math yma o ddementia effeithio ar y rhain. Bydd dementia o'r math yma yn aml yn effeithio ar allu pobl i ddangos empathi tuag at rywun arall, gan arwain at sylwadau ac ymddygiad amhriodol. Felly, gall symptomau gynnwys:

- ymddygiad rhyfedd neu ymddygiad rhywiol diymatal (*uninhibited*)

- bod yn ymosodol

- ymateb sy'n ymddangos yn oer a dideimlad

- diffyg diddordeb mewn glendid personol

- ymddygiad cymhellol (*compulsive*) neu ailadroddus.

Beth nesaf?

Os ydych chi'n sylwi ar rai o'r symptomau hyn mewn pobl eraill neu ynoch chi'ch hun, y cam nesaf yw darganfod ai dementia sy'n eu hachosi. Ym Mhennod 3 byddwn ni'n edrych ar sut i wneud hyn.

Chwalu'r chwedl

Mae dementia yr un fath â chlefyd Alzheimer.

Fel rydym ni wedi gweld, mae nifer o glefydau'n achosi dementia a dim ond un ohonyn nhw yw clefyd Alzheimer.

Nam gwybyddol ysgafn (MCI: *mild cognitive impairment*)

Mae'r cyflwr yma fel cam sydd hanner ffordd rhwng yr ymennydd yn heneiddio'n normal a dementia llawn. Mae'n effeithio ar y cof ac ar brosesau meddwl yn yr un ffordd â dementia ond dydy MCI ddim yn ymyrryd â gallu rhywun i wneud tasgau arferol pob dydd. Fe allai, serch hynny, fod yn arwydd bod dementia llwyr yn datblygu a'r gred yw y bydd cymaint â 50 y cant o bobl ag MCI yn cael diagnosis o ddementia yn y pen draw, yn enwedig y math Alzheimer.

Yr ymennydd yn heneiddio'n normal

Rydym ni'n gwybod eisoes nad yw'n hymennydd ni mor bwerus ag arfer wrth i ni fynd yn hŷn. Cof yw un o'r galluoedd cyntaf i ddirywio. Roedd gwyddonwyr yn arfer credu bod hyn oherwydd colli celloedd yn yr ymennydd wrth heneiddio.

Ond erbyn hyn maen nhw wedi darganfod, oni bai bod gennym ni glefyd sy'n lladd ein niwronau'n benodol, ein bod ni'n marw gyda'r un nifer o gelloedd yn yr ymennydd ag a oedd gennym ni adeg ein geni. Ac er bod ein hymennydd yn colli tua 10 y cant o'i bwysau ac yn crebachu rywfaint rhwng 20 a 90 oed, nid dyma'r rheswm dros ein dirywiad gwybyddol chwaith.

Y broblem, mae'n debyg, yw bod ein celloedd yn peidio â chyfathrebu gystal â'i gilydd. Mae ganddyn nhw lai o gysylltiadau, neu synapsau, i helpu i yrru negeseuon o'r naill niwron at y nesaf ac mae fel petai hyn yn ein harafu.

Yr ymennydd yn heneiddio'n annormal
Felly, pan fyddwn ni'n edrych ar nam gwybyddol ysgafn, rydym ni'n gweld bod y sefyllfa normal yr ydym ni newydd sôn amdani yn dirywio. Mae hanner y bobl sydd â'r cyflwr hwn yn aros yn sefydlog am weddill eu bywyd, neu hyd yn oed yn dychwelyd i'r darlun normal uchod. Mae'r gweddill, serch hynny, yn datblygu dementia o fewn pum mlynedd.

Mae graddfa wedi'i datblygu sy'n dangos gwahanol namau ar bobl, ar sbectrwm o fod yn normal hyd at ddementia sy'n analluogi. Mae pedwar cyfnod i'r raddfa yma, sef y Sgôr Dirywiad Byd-eang ar gyfer heneiddio a dementia (GDS: *Global Deterioration Scale*):

* Cyfnod 1: Nid yw meddygon na'r claf yn gweld problemau.

* Cyfnod 2: Mae'r claf yn meddwl bod ganddo broblem oherwydd, er enghraifft, ei fod yn cael anhawster wrth

geisio cofio enwau ond mae profion diagnostig yn rhoi canlyniad normal.

- Cyfnod 3: Mae problemau cynnil yn bod o ran gweithredu o ddydd i ddydd sy'n effeithio ar waith ac ar weithgareddau cymdeithasol.

- Cyfnod 4: Mae gan y claf broblemau amlwg gyda phrosesau meddyliol sy'n effeithio ar dasgau arferol, fel cynllunio a pharatoi prydau a delio â materion ariannol.

Y teimlad yw bod pobl yng nghyfnod 3 yn cyd-fynd â meini prawf nam gwybyddol ysgafn a bod y rheini yng nghyfnodau 1 a 2 yn normal. Mae meini prawf cyfnod 4 yn awgrymu bod dementia ar y claf.

Achosion nam gwybyddol ysgafn

Does neb yn hollol siŵr beth sy'n achosi MCI, gan ei bod hi'n debygol bod cyfuniad o bethau'n sbarduno'r cyflwr yma yn hytrach na dim ond un. Mae nifer o'r sbardunau mwyaf cyffredin hefyd yn achosi dementia ei hunan. Mae'r rhain yn cynnwys y rhydwelïau yn culhau, meinwe'r ymennydd yn crebachu gormod (yn enwedig yn yr hipocampws lle mae atgofion yn cael eu ffurfio) a phlaciau a chlymau protein yn ffurfio mewn celloedd nerfau.

Mae'r ffactorau risg ar gyfer datblygu MCI eto yn debyg i'r rheini ar gyfer dementia, gyda phwysedd gwaed uchel, diabetes, smocio a diffyg ymarfer corff yn ffactorau cyfarwydd. Credir hefyd bod diffyg ysgogiad cymdeithasol a deallusol yn ffactor. O ran eich meddwl, mae'n ymddangos mai'r gwir ddewis yw ei ddefnyddio neu ei golli.

3
Y camau cyntaf at gael diagnosis

Felly beth wnewch chi os ydych chi'n poeni eich bod chi, neu rywun rydych chi'n ei adnabod, â dementia, gan ei fod yn arddangos rhai o'r symptomau a ddisgrifiwyd ym Mhennod 2?

Beth bynnag yw'r symptomau, yn gyntaf dylech ymweld â'ch meddyg chi neu feddyg yr un rydych chi'n poeni amdano. Y meddyg teulu yw'r union un i ddechrau'r broses o ymchwilio i newidiadau mewn meddwl ac ymddygiad. Un o freintiau mawr bod yn feddyg teulu yw dod i adnabod rhywun dros gyfnod hir. Nid yw'r rhan fwyaf o bobl yn newid eu meddyg oni bai eu bod nhw'n symud tŷ, felly bydd y practis, os nad yr un meddyg, yn eu hadnabod nhw ers blynyddoedd lawer. Mae hyn yn golygu, drwy'r cofnodion meddygol neu, yn amlach, drwy berthynas bersonol y meddyg a'i glaf, ei bod yn hawdd gweld i ba raddau mae hwyl, cof neu ymddygiad rhywun yn newid, a'i arwyddocâd.

Felly, os ydych chi'n mynd â ffrind neu berthynas at y meddyg, mae hi bob amser yn bwysig gofyn a fydd yn cael gweld ei feddyg arferol, hyd yn oed os yw hynny'n golygu aros am ddiwrnod neu ddau, er mwyn i'r broses fod mor llyfn ag sy'n bosibl i'r meddyg ac i'r claf.

Mae'r un peth yn wir am bryderon ar y penwythnos. Os ydych chi'n poeni am gyflwr meddyliol perthynas oherwydd eich bod heb ymweld â hi ers tro, peidiwch â chynhyrfu a gofyn am wasanaeth pan mae'r feddygfa wedi cau os nad oes perygl iddi gael niwed. Yn gyntaf, efallai fod y meddyg yn gyfarwydd â'r sefyllfa'n barod. Yn ail, mae'r meddyg sydd yno yn lle'r meddyg arferol yn annhebygol o fod ag unrhyw nodiadau am eich perthynas. Bydd hyn yn gwneud y sefyllfa'n fwy dryslyd i bawb a gallai arwain at benderfyniadau brys, fel ei hanfon i'r ysbyty heb fod angen.

Hefyd, os oes rhywun wedi dod i aros gyda chi, fydd mynd ag ef neu hi at eich meddyg eich hun fel ymwelydd ddim yn ddefnyddiol chwaith, oni bai eich bod chi'n meddwl bod y sefyllfa'n argyfwng gwirioneddol.

Felly, o ran dementia mae'n rhaid i ofal fod yn gyson.

Yn yr apwyntiad cyntaf byddai'n ddefnyddiol dod â nodiadau sy'n esbonio eich pryderon. Yn aml, unwaith mae pobl wedi eistedd yn ystafell y meddyg maen nhw'n anghofio hanner yr hyn sydd ganddyn nhw i'w ddweud. Efallai y byddai'r hanner hwnnw yn cynnwys y manylion a fyddai'n helpu'r meddyg i wneud diagnosis neu o leiaf yr arwyddion i gynllunio rhagor o ymchwilio. Gallai mynd â nodiadau gan bobl eraill sy'n poeni amdanoch ond sy'n methu bod yn bresennol fod yn ddefnyddiol hefyd gan roi golwg wrthrychol ar bethau.

Camau Cyntaf byw gyda Dementia

I rai pobl, mae ymweld â'r meddyg ynglŷn â phroblemau cofio yn gallu bod yn destun embaras, ac yn aml byddan nhw'n gwadu honiadau'r un sydd wedi dod gyda nhw ac yn gwneud yn fach o'r symptomau.

Ond mae gonestrwydd yn hanfodol yn y sefyllfa yma. Os oes gan y meddyg y ffeithiau i gyd, gall benderfynu'n gyflymach beth sy'n digwydd. Gallai hynny olygu eich sicrhau eich bod yn iawn, nad oes dementia arnoch chi wedi'r cyfan, ond ei fod efallai'n rhan normal o heneiddio neu ar y gwaethaf, yn nam gwybyddol ysgafn. Neu os yw'r meddyg yn teimlo ei bod hi'n bosibl fod y symptomau'n awgrymu dementia, gall drefnu rhagor o brofion cyn gynted ag sy'n bosibl a dechrau triniaeth, efallai cyn ei bod hi'n rhy hwyr i'r driniaeth gael effaith.

Felly, os ydych chi'n sôn amdanoch chi'ch hun neu am rywun arall, byddwch yn onest a rhowch i'r meddyg yr holl wybodaeth rydych chi'n teimlo sy'n berthnasol.

Eich apwyntiad yn y feddygfa

Yr hanes meddygol

Yn yr ysgol feddygol fe bwysleisiwyd bod modd gwneud 80 y cant o ddiagnosis ar sail hanes meddygol da. Yna, bydd archwiliad corfforol trylwyr fwy neu lai'n cwblhau'r darlun, ynghyd â phrofion gwaed, profion amrywiol ar hylifau'r corff a lluniau pelydr-x o du mewn y claf.

Felly pan fyddwch chi'n mynd i'ch apwyntiad, byddwch yn barod i ateb nifer o gwestiynau, gan y bydd gennym ni restr barod o bethau y byddwn ni'n awyddus i gael golwg arnyn nhw. Ac o ystyried mai dim ond deng munud yw'r rhan fwyaf o apwyntiadau, peidiwch â synnu os bydd y meddyg yn gofyn i chi ddod yn ôl rywbryd eto i ateb rhagor o gwestiynau.

Yn gyntaf, bydd y meddyg yn gofyn y cwestiwn agoriadol, "Sut alla i'ch helpu chi heddiw?" Dyma eich cyfle i drafod beth bynnag sy'n eich poeni amdanoch chi'ch hun neu am rywun arall.

Nesaf, fe gewch chi gwestiynau i gael ychydig yn rhagor o fanylion am sut mae pethau wedi datblygu. Bwriad y cwestiynau hyn yw darganfod:

- beth yw'r symptomau sy'n achosi pryder

- ers pryd rydych chi wedi sylwi ar y symptomau

- a yw'r symptomau wedi newid ers iddyn nhw ddechrau

- beth yw effaith y symptomau (yn benodol ar y gallu i goginio, glanhau'r tŷ, siopa, ymolchi, gofalu am arian a gyrru car)

- achos amlwg posibl (fel anaf diweddar i'r pen, haint, neu iselder).

Bydd y meddyg hefyd yn holi am wybodaeth gefndir hanfodol fel:

- hanes o anhwylder cofio neu ddementia yn y teulu

- manylion am feddyginiaethau presgripsiwn neu dros y cownter (mae rhai sgileffeithiau'n gallu achosi dryswch oherwydd eu bod nhw'n debyg i rai dementia)

- lefelau arferol o yfed alcohol a hanes smocio.

Yr archwiliad corfforol

Nesaf, fe gewch chi archwiliad corfforol, er y gallai hwn ddigwydd mewn apwyntiad arall os yw'r hanes meddygol wedi bod yn fanwl neu'n gymhleth iawn a bod pawb wedi blino.

Bydd yr archwiliad yn un cyflym, cyffredinol ond yn canolbwyntio ar gylchrediad y gwaed, y system nerfol ac arwyddion o yfed gormod o alcohol. Felly paratowch ar gyfer y canlynol:

- gwirio eich pwysedd gwaed a churiad y galon

- gwrando ar eich calon a'ch ysgyfaint gyda stethosgop

- archwilio'ch bol

- gwirio pŵer eich cyhyrau, sensitifrwydd eich croen a'ch atgyrchau (*reflexes*) i asesu eich system nerfol.

Ynghyd â'r profion corfforol hyn, bydd eich meddyg wedi bod yn gwneud archwiliad seicolegol syml drwy nodi'r atebion i wahanol gwestiynau a gweld a yw'r stori wedi newid o gwbl, a thrwy chwilio am arwyddion o anniddigrwydd, hwyliau isel, neu unrhyw ymddygiad amhriodol neu ddiymatal.

Profion eraill
Unwaith mae'r profion syml hyn wedi'u cwblhau yn y feddygfa, bydd y meddyg yn gofyn am brofion gwaed a phrofion eraill. Bydd yn defnyddio'r rhain i ystyried y rhesymau corfforol amrywiol dros ddementia a dryswch neu eu diystyru.

Bydd profion gwaed yn chwilio am:

- arwyddion o haint

- anemia

- clefyd yr afu/iau neu'r arennau

- diabetes

- trafferth gyda'r chwarren thyroid

- lefelau mwynau'r gwaed (fel sodiwm, potasiwm a chalsiwm)

- lefelau fitaminau (yn enwedig fitamin B12 a ffolad).

Os yw'r meddyg yn amau bod gennych haint, efallai y bydd yn gofyn am sampl o ddŵr neu am belydr-x o'r frest ac, yn dibynnu ar ganlyniadau'r ymholiad ac archwiliad o'r system gylchrediad gwaed, efallai y bydd yn gofyn am ECG (archwiliad o rythm y galon).

Unwaith mae'r gwaith yma'n gyflawn, mae'n fwy na thebyg y bydd gennych wythnos neu bythefnos i ymlacio wrth i'r feddygfa roi trefn ar y canlyniadau, cyn i chi gael apwyntiad arall. Os yw'r profion yn rhoi esboniad posibl dros eich symptomau, yna bydd y driniaeth yn dechrau yn yr apwyntiad hwnnw. Felly, er enghraifft, os oes bacteria yn eich dŵr, byddwch yn cael gwrthfiotigau, neu os yw'ch pelydr-x yn dangos arwyddion o haint, fe gewch ddos o rywbeth ar gyfer hwnnw hefyd.

Os oes diffyg haearn neu fitaminau, neu os yw'r chwarren thyroid yn dangos rhywbeth annormal, mae'n bosibl y bydd angen rhagor o archwilio. Ac os yw eich siwgr gwaed yn dangos tystiolaeth o ddiabetes, bydd mynd i'r afael â hwnnw'n flaenoriaeth.

Ond os yw'r holl brofion yn normal, bydd rhan nesaf yr archwiliad yn cynnwys profion ar sut mae'r cof a'r ymennydd yn gweithredu, a sgan o'r ymennydd hefyd. A'r cam cyntaf ar gyfer y rhain eto fydd eich meddygfa.

Profion gwybyddol

Mae nifer o brofion ar gael a bydd ffefrynnau gan feddygon gwahanol. Maen nhw i gyd wedi eu cynllunio i ddarganfod pa rannau penodol o'r cof a pha brosesau meddwl sydd wedi eu heffeithio.

Bydd pob prawf yn cynnwys gwahanol fathau o gwestiynau a fydd yn archwilio gwahanol alluoedd meddyliol. Bydd llawer yn teimlo'n annifyr yn cwblhau'r profion hyn o flaen meddyg maen nhw wedi'i adnabod ers blynyddoedd, neu o flaen perthynas neu ffrind nad ydyn nhw am edrych yn ddwl o'i flaen, na'i glywed yn dweud: "Mi ddywedais i, yn do, Mam, mae gen ti broblemau!"

Rydym yn cymryd ein bod ni i gyd yn gwybod pa ddiwrnod yw hi, pwy yw'r prif weinidog, ac ym mha adeilad rydym ni'n eistedd. Mae pobl yn gallu teimlo cywilydd eu bod yn methu ateb cwestiynau mor syml.

Pan fyddaf i'n gwneud yr asesiadau hyn yn y feddygfa, byddaf i bob amser yn dweud wrth yr unigolyn fod tasgau a chwestiynau gwirion ar y ffordd ac nad oes angen poeni am gael rhai ohonyn nhw'n anghywir gan fod sawl un arall yn gwneud camgymeriadau hefyd.

Categorïau'r cwestiynau

- *Amser a lle* – Pa flwyddyn yw hi? Ble'r ydych chi'n byw?
- *Cof tymor byr* – gwrandewch ar y cyfeiriad yma a'i ailadrodd. Byddaf i'n gofyn hyn i chi eto.
- *Sylw a chyfrif* – cyfrwch tuag yn ôl gan dynnu tri bob tro neu sillafwch 'siopa' o chwith.
- *Adalw* – beth oedd y cyfeiriad a gawsoch chi gynnau?
- *Iaith* – enwch ddau beth ar ddesg y meddyg.
- *Ailadrodd* – ailadroddwch frawddeg air am air.
- *Gorchmynion cymhleth* – cyflawni tasg fer fel codi rhywbeth, ei symud a'i roi yn rhywle arall.
- *Gweithredu gweledol-ofodol* (*visuo-spatial functioning*) – copïo patrwm neu dynnu llun o rywbeth.

Dim ond am 5–10 munud mae'r profion yn para a byddan nhw'n rhoi syniad o ba rannau o'r ymennydd mae angen eu harchwilio eto. Bydd pob prawf yn rhoi sgôr allan o gyfanswm posibl y gallai rhywun ei gael petai heb anawsterau gwybyddol, felly gallwch farnu pa mor ddifrifol yw symptomau rhywun yn ôl pa mor isel yw ei sgôr.

Delweddu'r ymennydd

Rhan olaf y jig-so diagnostig yw cael sgan o'ch ymennydd yn yr adran pelydr-x. Mae dau fath o sgan sy'n cael eu defnyddio fel arfer.

Sganiau CT

Mae CT (*computerized tomography* – tomograffeg gyfrifiadurol) yn golygu gorwedd ar fwrdd wrth i'r sganiwr, twnnel byr sy'n edrych fel toesen (*doughnut*) anferth, symud dros eich pen gan dynnu lluniau o'ch ymennydd. Mae'n tynnu'r lluniau hyn mewn sleisys er mwyn gallu edrych yn fanwl iawn ar ddarnau gwahanol o'r ymennydd ar lefelau amrywiol.

Mae sganiwr CT yn defnyddio pelydrau-x sy'n mynd drwy feinweoedd eich corff i raddau gwahanol, yn dibynnu ar ba mor ddwys yw'r feinwe honno. Felly, er enghraifft, maen nhw'n gallu mynd drwy feinwe feddal fel yr ymennydd yn haws na thrwy ffurfiant caletach fel asgwrn, ond nid mor rhwydd ag y maen nhw'n gallu mynd drwy eich gwaed neu fannau lle mae aer yn eich ysgyfaint. Mae hyn yn galluogi arbenigwr pelydr-x (radiolegydd) i adnabod gwahanol rannau o ffurfiant yr ymennydd ac unrhyw newidiadau iddo oherwydd prosesau clefyd. Mae'r radiolegydd yn adnabod ymennydd normal, felly mae'n gallu dadansoddi'r lluniau i chwilio am unrhyw newid.

Bob hyn a hyn, efallai y bydd yn rhaid chwistrellu lliw i wythïen yn eich braich wrth i'r sganiwr weithio. Bydd hyn yn gwneud i rai o'r ffurfiau oleuo'n fwy llachar ac yn rhoi darlun cliriach o'r hyn sy'n digwydd.

Mae'n archwiliad cyflym a di-boen (oni bai eich bod yn cael y chwistrelliad, ac nid yw hwnnw hyd yn oed yn rhy ddrwg) sy'n cymryd tuag ugain munud. I'r rheini sy'n glawstroffobig iawn, neu'n rhy aflonydd, mae tawelu drwy feddyginiaethau yn bosibl ond caiff hyn ei osgoi oni bai ei fod yn gwbl angenrheidiol. Er y byddwch yn y sganiwr ar eich pen eich hun yn yr ystafell, bydd y technegydd (y radiograffydd) yn gallu cysylltu â chi drwy intercom.

Sganiau MRI

Mae'r rhain yn rhoi lluniau cliriach o bibellau gwaed yn ddwfn yn yr ymennydd.

Mae delweddu cyseiniant magnetig (MRI: *magnetic resonance imaging*) yn wahanol i CT oherwydd mae'n defnyddio meysydd magnetig a thonnau radio i dynnu lluniau o'ch ymennydd yn hytrach na phelydrau-x. Mae'r lluniau hyn yn cymryd mwy o amser i'w tynnu, felly rydych chi'n debygol o fod yn y sganiwr am tua 45 munud. Mae'r sganiwr hefyd yn swnllyd iawn, felly byddwch chi'n cael clustffonau.

Unwaith mae'r sgan ar ben, bydd radiolegydd yn astudio lluniau o adrannau eich ymennydd ac yn anfon adroddiad at eich meddyg teulu o fewn wythnos.

Pam sganio'r ymennydd?

Er bod meddygon yn gallu cael rhywfaint o wybodaeth ddiagnostig ddefnyddiol o'r sganiau hyn – er enghraifft, haenau allanol yr ymennydd yn crebachu ac arwyddion o glotiau gwaed a chylchrediad gwael – maen nhw'n eu defnyddio yn anad dim i chwilio am achosion posibl eraill o'ch symptomau, fel tiwmor ar yr ymennydd, strociau a gormodedd o hylif yn yr ymennydd (hydroseffalws).

Ffurfio'r darlun cyfan

Pan fydd y meddyg wedi cael canlyniadau'ch profion i gyd, bydd yn gallu rhoi syniad da i chi o beth sy'n achosi eich symptomau. Mae'n bosibl ei fod wedi dod ar draws achos sy'n gallu cael ei drin a bydd yn eich cyfeirio at yr arbenigwr perthnasol mewn ysbyty. Efallai fod y canlyniadau yn dangos yn bendant bod dementia gennych.

Yn yr achos hwn, bydd y meddyg yn rhoi cyngor i chi a'ch teulu neu'ch gofalwyr ar y cam nesaf. Fel arfer, mae hyn yn golygu eich cyfeirio at glinig cof a fydd yn gwneud profion mwy manwl i benderfynu pa fath o ddementia sydd gennych ac yn rhoi cyngor ar driniaethau. Mae'n bosibl, serch hynny, eich bod yn teimlo bod cael y diagnosis yn ddigon am nawr, ac oherwydd afiechyd arall neu wendid cyffredinol, nad ydych chi am gael rhagor o brofion gwybyddol na rhagor o sganiau uwchdechnolegol.

Os felly, bydd eich meddyg yn sôn am y math o gefnogaeth sydd ar gael pan fydd y dementia yn eich rhwystro rhag gwneud gweithgareddau arferol pob dydd (rhagor am hyn yn ddiweddarach).

4
Yn y clinig cof

Mae sawl pwrpas i glinigau cof arbenigol:

- adnabod problemau cofio a'r gwahanol fathau o ddementia a rhoi diagnosis cynnar ohonyn nhw

- archwiliad trylwyr, manwl

- cefnogaeth a chyngor i rieni, aelodau o'r teulu, a gofalwyr eraill

- ystyried meddyginiaethau

- cyngor ar asiantaethau ac elusennau eraill sy'n gallu rhoi cymorth a chefnogaeth.

Felly mae'n sicr yn werth mynd iddyn nhw os yw'ch meddyg yn eich cyfeirio.

Mae nifer o wahanol feddygon arbenigol yn staffio'r clinigau. Gallai'r rhain fod yn ymgynghorwyr meddygaeth gofal yr henoed, seiciatreg henoed neu niwroleg (problemau gyda'r system nerfol). Bydd y tîm hefyd yn cynnwys seicolegwyr clinigol a nyrsys arbenigol.

 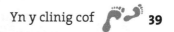

Rhagor o brofion

Bydd yr arbenigwyr yn rhoi profion gwybyddol anoddach byth i chi, i gael diagnosis mwy manwl ac i ddarganfod beth yn union sy'n anodd i'ch ymennydd ei wneud. Maen nhw hefyd yn gallu trefnu i chi gael sganiau ymennydd mwy manwl i gadarnhau pa fath o ddementia sydd gennych chi.

Mae'r sganiau hyn fel arfer yn sganiau tomograffeg gollwng positronau (PET: *positron emission tomography*). Mae sganiau MRI a CT yn tynnu lluniau du a gwyn o'ch ymennydd, ond mae sganiau PET yn rhoi lluniau amryliw o weithgaredd eich ymennydd yn ogystal â'i ffurfiant.

Mae positronau yn ronynnau ymbelydrol sy'n gallu glynu wrth gemegyn mae'r corff yn ei ddefnyddio fel arfer, sef olinydd ymbelydrol (*radiotracer*). Yn achos astudio dementia, mae'r cemegyn yma'n fath o siwgr mae'r ymennydd yn ei ddefnyddio i roi egni. Bydd yr olinydd ymbelydrol yma, gyda'i bositronau'n sownd wrtho, yn cael ei chwistrellu i mewn i'ch gwythiennau, neu byddwch yn ei lyncu fel pilsen neu yn ei fewnanadlu fel anwedd cyn i chi fynd i mewn i'r sganiwr.

Pan mae'r olinydd ymbelydrol yn cyrraedd eich ymennydd, mae'r positronau'n creu egni, sef pelydrau gama. Mae'r sganiwr yn codi'r pelydrau hyn ac yn eu troi'n ddelweddau lliw. Y mannau yn yr ymennydd â'r gweithgaredd mwyaf yw'r rhai mwyaf coch a llachar, ond mae'r mannau heb lawer o weithgaredd yn edrych yn fwy glas ac oer.

Mae sganiau PET yn cymryd amser hir gan fod rhaid aros i'r olinydd ymbelydrol fynd drwy eich system a chyrraedd eich ymennydd cyn dechrau'r sgan, hyd yn oed. Mae taith yr olinydd ymbelydrol yn cymryd tuag awr ac yna mae'r sgan ei hun yn cymryd tua'r un faint o amser.

Mae hyn werth yr anhwylustod, serch hynny. Mae'r sganiau hyn yn ffordd wych o alluogi meddygon i wahaniaethu rhwng clefyd Alzheimer a dementia blaenarleisiol oherwydd patrymau gwahanol y cyflyrau hyn wrth edrych arnyn nhw yn y sganiwr. Mae hyn yn sicrhau bod eich arbenigwr yn cyrraedd diagnosis penodol yn gyflym ac yn penderfynu ar driniaeth yn unol â hynny.

Gwasanaethau eraill

Mae clinigau cof nid yn unig yn help i gyrraedd diagnosis yn gyflym ac i ddechrau meddyginiaeth addas, ond maen nhw hefyd yn ysgogiad i gyfeirio pobl at fathau eraill o ofal. Byddwn yn edrych ar y math o help sydd ar gael ym Mhennod 7.

5
Triniaethau meddygol

Ym myd uwchdechnoleg yr unfed ganrif ar hugain, mae'n hawdd iawn tybio bod gwyddoniaeth feddygol yn gallu gwella pob clefyd. Ganrif yn ôl roedd heintiau syml, hyd yn oed, yn gallu lladd ond erbyn hyn mae gennym ni wrthfiotigau a fydd yn eu hatal cyn pen wythnos. A gyda llawdriniaeth ar y galon yn beth cyffredin, a choesau neu freichiau artiffisial o safon Olympaidd a thrawsblannu wynebau yn bosibl erbyn hyn, mae'n anodd credu nad yw hi'n bosibl gwella rhai cyflyrau. Yn anffodus, does dim pilsen i bob drwg ac mae'n amhosibl gwella rhai pobl.

Ac yn anffodus mae dementia – ar hyn o bryd, beth bynnag – yn un o'r cyflyrau hynny does dim modd eu gwella. Ond mae gan feddygon nifer o bethau wrth gefn sy'n gallu helpu i wella symptomau, yn ogystal â rhai datblygiadau ymchwil cyffrous sy'n argoeli'n dda iawn i'r dyfodol.

Tabledi

Mae pedwar math gwahanol o gyffuriau ar y farchnad i drin symptomau dementia. Hyd yma dim ond arbenigwyr mewn clinigau cof sy'n gallu dechrau'r triniaethau hyn, ond mae'n bosibl y bydd meddygon teulu hefyd yn gallu eu cyflwyno cyn bo hir.

Mae'r meddyginiaethau hyn wedi'u datblygu'n arbennig i helpu symptomau clefyd Alzheimer, ond bydd nifer o arbenigwyr hefyd yn eu defnyddio gyda phobl sydd â dementia cymysg. Eto, does dim un o'r meddyginiaethau hyn yn gallu gwella'r cyflwr ond maen nhw'n gallu lleihau'r effeithiau am gyfnod a gwella ansawdd bywyd rhywun â dementia.

Fel y rhan fwyaf o feddyginiaethau presgripsiwn, mae ganddyn nhw enwau rhyfedd ac anodd eu dweud. Y pedair sydd ar y farchnad ar hyn o bryd yw donepezil, galantamine, rivastigmine a memantine.

Sut maen nhw'n gweithio?

Mae'r tri chyffur cyntaf ar y rhestr – donepezil, galantamine a rivastigmine – yn atalyddion gwrthgolinesteras (*anticholinesterase inhibitors*). Maen nhw'n gweithio ar un o'r trosglwyddyddion (*transmitters*) cemegol yn yr ymennydd, sef asetylcolin.

Mae asetylcolin yn trosglwyddo negeseuon rhwng celloedd nerfau yn rhannau'r ymennydd sy'n gysylltiedig â chof; yn achos clefyd Alzheimer, mae llai o'r cemegyn yma ar gael ac felly mae hyn yn effeithio ar y cof.

Mae atalyddion gwrthgolinesteras yn atal yr asetylcolin sydd yno rhag cael ei dorri i lawr, gan godi ei lefelau, ac mae symptomau'n gallu gwella.

Mae memantine yn gweithio ar drawsyrrydd cemegol

gwahanol, o'r enw glwtamad. Pan mae dementia'n niweidio celloedd ymennydd, mae glwtamad yn gollwng ohonyn nhw ac yn amharu ar y prosesau cof a dysgu gan gelloedd eraill. Drwy rwystro derbynyddion glwtamad ar y celloedd eraill hyn, mae'n bosibl atal yr ymyrraeth yma a gall y celloedd wneud eu gwaith fel arfer. Mae hyn yn helpu pobl â chlefyd Alzheimer i feddwl yn gliriach.

Beth yw hyd y driniaeth?

Credir bod y meddyginiaethau hyn yn helpu rhwng 50 a 60 y cant o bobl sy'n eu cael nhw a bod eu manteision yn para am tua chwe mis. Ar y gorau, mae hyn yn golygu bod eu symptomau nhw naill ai'n gwella neu o leiaf yn sefydlogi ac yn peidio â gwaethygu wrth iddyn nhw gael y driniaeth.

Mae ymchwilwyr hefyd wedi cael canlyniadau addawol wrth astudio triniaeth tymor hir gyda'r meddyginiaethau hyn. Fe welson nhw, os yw pobl yn eu cymryd am hyd at flwyddyn, y gall hynny arafu symptomau'r cof yn gwaethygu a gwella gallu pobl i wneud gweithgareddau pob dydd fel ymolchi, gwisgo a choginio.

Yn anffodus, os nad yw'r cyffuriau'n helpu o gwbl ar ôl cyfnod prawf o ychydig fisoedd, fyddan nhw byth yn debygol o weithio a bydd y meddyg yn eu hatal.

Mae'r tabl yn rhestru'r cyffuriau ynghyd â ffyrdd o'u cymryd a'r sgileffeithiau cynnar posibl. I'r rhan fwyaf o bobl, mae unrhyw sgileffeithiau yn fach iawn a fyddan nhw ddim yn para am fwy nag wythnos neu bythefnos.

Enw'r cyffur	Sut i'w gymryd	Sgileffeithiau posibl
Donepezil (Aricept)	Tabledi cyffredin Tabledi toddi yn y geg	Salwch, dolur rhydd, cur pen, penysgafnder, breuddwydion rhyfedd, rhithweledigaethau, cwsg gwael, blinder, ffwdan
Galantamine (Reminyl a Galsya)	Tabledi cyffredin Hylif Tabledi rhyddhau'n araf	Salwch, dolur rhydd, diffyg traul, diffyg archwaeth, colli pwysau, pwysedd gwaed uchel, curiad calon yn arafu, cur pen, penysgafnder, rhithweledigaethau
Rivastigmine (Exelon)	Capsiwlau Hylif Clytiau ar y croen	Salwch, dolur rhydd, diffyg traul, diffyg archwaeth, colli pwysau, curiad calon araf, penysgafnder, cur pen, syrthni, ffwdan, gorbryder, cryndod, dryswch, methu cysgu, symptomau clefyd Parkinson
Memantine (Ebixa)	Tabledi Hylif	Rhwymedd, pwysedd gwaed uchel, byr eu gwynt, cur pen, penysgafnder, syrthni

 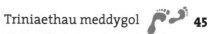

Beth am y mathau eraill o ddementia?

Ar hyn o bryd, cyffuriau ar gyfer clefyd Alzheimer yw'r unig driniaethau penodol sydd ar gael. Maen nhw'n gallu helpu gyda dementia cymysg, fel y nodwyd eisoes, ac er nad ydyn nhw wedi'u trwyddedu i'w defnyddio ar gyfer clefyd cyrff Lewy, maen nhw'n gallu gwella symptomau'r ymddygiad heriol sy'n gallu digwydd gyda'r cyflwr yma.

Mae'n bosibl arafu dementia fasgwlar drwy drin yr achosion sylfaenol fel pwysedd gwaed uchel, diabetes a lefelau colesterol uchel, a thrwy roi'r gorau i smocio.

Trin symptomau sy'n achosi gwewyr meddwl

Er bod diffyg o ran y dewis o driniaethau penodol, mae meddygon yn gallu rhoi presgripsiwn ar gyfer cyffuriau eraill i helpu rhywun â dementia pan fydd yn datblygu iselder, yn ymddwyn mewn ffordd anodd iawn ei thrin neu fel petai mewn gwewyr meddwl di-baid.

Serch hynny, cyn rhoi unrhyw fath o bresgripsiwn, dylid asesu i bwy mae'r symptomau yn achosi fwyaf o wewyr meddwl: yr un â dementia neu ei ofalwyr. Nid yw'n addas rhoi presgripsiwn ar gyfer meddyginiaethau a allai fod yn niweidiol i rywun ddim ond er mwyn gwneud pethau'n haws i'w ofalwyr. Mewn gwirionedd, mae wedi'i weld bod rhoi presgripsiwn o gyffuriau gwrthseicotig i reoli ymddygiad pobl â dementia yn arwain yn uniongyrchol at 2,000 o farwolaethau diangen y flwyddyn.

Dylid defnyddio'r meddyginiaethau hyn ddim ond fel dewis terfynol a hynny ar ôl ystyried yr holl strategaethau eraill posibl a phenderfynu nad oes rhyw rheswm arall, fel poen, yn achosi'r broblem. Byddwn yn ystyried y strategaethau hyn ym Mhennod 6.

Ar ôl diagnosis o ddementia mae eich bywyd wedi dod i ben.

Er nad oes modd gwella dementia a'i fod yn effeithio ar bobl mewn ffyrdd gwahanol, mae digon o driniaethau meddygol, seicolegol a chymdeithasol ar gael sy'n gallu helpu pobl i gynnal ansawdd bywyd da ac ystyrlon, o bosibl am flynyddoedd maith.

 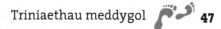

6

Meddyginiaethau naturiol ac amgen

Wrth chwilio ar y rhyngrwyd am wybodaeth am feddyginiaethau naturiol ac amgen, rydych chi'n siŵr o gael y naill dudalen ar ôl y llall ynglŷn â'r cyfoeth cyfannol (*holistic*) sydd gan Fyd Natur. Ac mae'n rhaid bod y drysorfa yma'n un fawr iawn gan ei bod hi'n orlawn o bethau i wella cof gwael, diffyg canolbwyntio a dementia difrifol, a'r rhain i gyd wedi'u casglu o ffynonellau organig ac wedi'u trosglwyddo drwy ddoethineb hudolus ein cyndeidiau chwedlonol.

Yn achos nifer o'r triniaethau hyn, yn anffodus, mae fel petai mwy o lawer o ddewiniaeth na meddygaeth ar waith. Mae rhai o restrau'r planhigion meddygol yn debycach i gynhwysion swyn gan Harry Potter i barlysu diafol nag i ymgais ddifrifol i wella gweithredu gwybyddol. Felly mae'n debyg y byddai'r rhestr o rosmari, saets, cnau Ffrengig, almonau ac afalau'n fwy cartrefol mewn rysáit salad gan Jamie Oliver nag mewn gwerslyfr meddygol.

Felly, ai dim ond twyll yw'r syniad o drin dementia yn fwy naturiol? Neu a oes rhywfaint o wirionedd gan y rheini sy'n argymell therapïau cyflenwol? Ac a ydyn nhw'n gallu achosi mwy o ddrwg nag o les? Wel, oni bai bod gennych chi alergedd i gnau, mae'n annhebygol iawn y byddwch yn dioddef sgileffeithiau almonau. Ond mae hwn yn gwestiwn synhwyrol ac mae llawer ohonom ni'n tybio'n anghywir, os yw rhywbeth yn organig ac yn naturiol, nad oes ganddo'r un risg â meddyginiaethau ar bresgripsiwn.

Yn ffodus, mae rhai astudiaethau wedi edrych ar effeithiolrwydd rhai o'r triniaethau hyn ac anfanteision posibl pob un, sy'n sicrhau bod meddygon yn gwneud penderfyniadau synhwyrol. Felly dyma adolygiad o bum therapi cyflenwol sy'n cael eu crybwyll yn aml iawn ar y rhyngrwyd.

Ginkgo biloba

Y rhin planhigyn (*plant extract*) yma yw'r feddyginiaeth gyflenwol ar gyfer dementia sy'n cael ei chanmol fwyaf.

O ble mae'n dod?

Mae coed ginkgo neu goed gwallt y forwyn yn dyddio o gyfnod y coedwigoedd cynhanesyddol lle byddai'r dinosoriaid yn pori. Maen nhw'n tyfu ar hyd a lled y byd ond roedden nhw'n arbennig o boblogaidd mewn gerddi temlau yn y Dwyrain Pell. Maen nhw'n gallu tyfu i fod yn 40 metr o uchder a byw am filoedd o flynyddoedd; parhaodd y goeden ginkgo hynaf sydd wedi'i chofnodi am 3,500 o flynyddoedd.

Beth sydd ynddo?

Mae dail ginkgo yn cynnwys dau gemegyn o'r enw

terpenoid a fflafonoid a'r gred yw eu bod nhw'n wrthocsidyddion. (Mae gwrthocsidyddion yn amsugno moleciwlau radical rhydd (*free radical molecules*) peryglus. Credir bod y rhain yn gwneud difrod i gelloedd ac yn arwain at ganser a heneiddio.)

Sut mae'n gweithio?
Yn ogystal ag atal difrod i gelloedd, credir bod rhin o'r dail hefyd yn cynyddu'r llif gwaed i'r ymennydd.

Unrhyw sgileffeithiau neu ryngweithio â chyffuriau?
Does dim sgileffeithiau arwyddocaol ganddo ond mae'n bosibl iddo ryngweithio â nifer o foddion presgripsiwn fel cyffuriau gwrthiselder, cyffuriau ar gyfer epilepsi a phwysedd gwaed uchel, a'r rheini sy'n teneuo'r gwaed (gwrthgeulyddion (*anticoagulants*) ac asbirin).

Casgliadau
Credir ers talwm iawn fod ginkgo yn gallu gwella'r cof a gwrthdroi rhai o symptomau dementia. Yn sgil gwaith ymchwil sylweddol yn 2010 a ddadansoddodd ganlyniadau nifer o astudiaethau, cafodd ei effeithiolrwydd ei gadarnhau yn wyddonol.

Fitamin E

O ble mae'n dod?
Mae fitamin E ar gael yn naturiol mewn nifer o olewau fel olew blodyn yr haul, mewn almonau a chnau cyll ac mewn llysiau a ffrwythau, yn cynnwys pwmpenni, maip, tomatos, afocados, asbaragws, tatws melys, mangos a ffrwythau ciwi.

Beth sydd ynddo?
Eto, fel ginkgo, mae'n cynnwys gwrthocsidyddion.

Sut mae'n gweithio?

Credir ei fod yn arafu difrod i gelloedd nerfau mewn dementia drwy weithredu fel gwrthocsidydd.

Unrhyw sgileffeithiau neu ryngweithio â chyffuriau?

Mae rhai pobl yn datblygu salwch, dolur rhydd a gwendid yn y cyhyrau. Gall fitamin E ryngweithio â chyffuriau gwrthgeulo fel warfarin a clopidogrel i achosi cleisio a gwaedu am gyfnod hir.

Casgliadau

Drwy astudio anifeiliaid yn bennaf y daeth yr awgrym bod fitamin E yn gallu helpu gyda chlefyd Alzheimer. Pan fydd gwyddonwyr yn edrych ar ganlyniadau pobl go iawn, does dim tystiolaeth ei fod yn gwneud gwahaniaeth.

Huperzine A

O ble mae'n dod?

Mae'r rhin planhigyn yma yn dod o fath o fwswgl o'r enw *Huperzia serrata* ac mae wedi bod yn bwysig mewn meddygaeth Tsieineaidd ers canrifoedd.

Beth sydd ynddo?

Mae'r cemegyn huperzine A yn cael effaith debyg i gyffuriau fel donepezil a rivastigmine.

Sut mae'n gweithio?

Mae'n gweithio yn yr un ffordd â meddyginiaethau ar bresgripsiwn drwy gynyddu lefelau naturiol asetylcolin mewn ymennydd rhywun â dementia.

Unrhyw sgileffeithiau neu ryngweithio â chyffuriau?

Gall achosi anhwylder ar y stumog, tyndra yn y corn gwddw a'r frest, curiad calon arafach a methu cysgu. Nid yw'n bosibl ei ddefnyddio ar yr un pryd â chyffuriau fel donepezil neu driniaethau ar gyfer y clefyd ar y llygad, glawcoma.

Casgliadau

Mae rhai ymchwilwyr wedi llwyddo i gael canlyniadau addawol iawn gyda'r atchwanegyn yma, ac wedi dangos ei fod yn gallu gwella cof a lleihau anabledd oherwydd dementia. Serch hynny, ar hyn o bryd does dim digon o dystiolaeth i ddarbwyllo pobl i'w argymell fel triniaeth i ddechrau.

VITACOG

Cyfuniad o fitaminau B, gan gynnwys B6, B12 ac asid ffolig.

O ble mae'n dod?

Roedd y cyfuniad yma'n rhan o astudiaeth wyddonol gan Brifysgol Rhydychen gan ddefnyddio atchwanegion o'r fitaminau hyn. Maen nhw'n digwydd yn naturiol mewn ystod eang o fwydydd, yn cynnwys cig, rhin burum fel Marmite, llysiau gwyrdd fel asbaragws, brocoli a sbigoglys, cynnyrch llaeth, pysgod a grawnfwydydd.

Beth sydd ynddo?

Y fitaminau eu hunain yw'r cynhwysion sy'n cael effaith. Mae meddygon yn gwybod bod lefelau isel o'r fitaminau hyn yn cynyddu'r risg o ddatblygu clefyd Alzheimer a dementia fasgwlar. Credir bod lefelau uchel ohonyn nhw'n arafu crebachiad yr ymennydd a dirywiad y cof.

Sut mae'n gweithio?

Mae'r fitaminau hyn yn lleihau lefel protein o'r enw homocystein, sydd nid yn unig yn niweidio pibellau gwaed bychain o amgylch yr ymennydd ond sydd hefyd yn wenwynig i'r celloedd nerfau eu hunain.

Unrhyw sgileffeithiau neu ryngweithio â chyffuriau?
Ychydig iawn o sgileffeithiau sydd ganddo oni bai am yr anhwylder ar y stumog sy'n arferol wrth gymryd bron unrhyw dabled. Efallai y bydd yn rhyngweithio â thabledi haearn a gwrthgeulyddion.

Casgliadau
Cafwyd cryn dipyn o lwyddiant gyda'r cyfuniad yma o fitaminau, gyda rhai ymchwilwyr yn dangos bod dirywio gwybyddol a lefelau homocystein wedi gostwng 30 y cant.

Bwydydd meddygol
Ers 2010 mae papurau newydd wedi cyhoeddi sawl stori ynglŷn â mathau o ysgytlaeth (*milkshake*) gwyrthiol i wella clefyd Alzheimer. Mae sôn wedi bod am ddau yn benodol, sef Souvenaid ac Axona, ac ar hyn o bryd mae cwmnïau gwahanol yn eu datblygu.

Beth sydd ynddyn nhw?
Mae Souvenaid yn cynnwys amrywiaeth o gynhwysion ond yn enwedig asidau brasterog omega-3, uridin, colin a fitaminau B.

Mae Axona yn cynnwys triglyserid caprylig, sy'n tarddu o olew cnau coco ac sydd wedi cael ei ddefnyddio yn y diwydiant colur.

Sut maen nhw'n gweithio?
Mae cymysgedd Souvenaid o gynhwysion yn helpu celloedd nerfau i ffurfio cysylltiadau newydd (synapsau) i gymryd lle'r rheini sy'n cael eu colli yng nghlefyd Alzheimer.

Mae Axona'n gweithio drwy roi ffynhonnell arall o egni yn lle glwcos (mae ymennydd pawb yn metaboleiddio hwn fel arfer) i ymennydd rhywun â chlefyd Alzheimer. Mae hyn yn helpu oherwydd gyda chlefyd Alzheimer mae'r ymennydd yn methu defnyddio glwcos gystal ac felly mae'n dechrau colli stêm.

Unrhyw sgileffeithiau neu ryngweithio â chyffuriau?
Hyd yma, mae astudiaethau heb ddatgelu unrhyw sgileffeithiau na rhyngweithio arwyddocaol ag unrhyw un o'r bwydydd hyn, er bod pobl â diabetes yn cael eu hargymell i fod yn ofalus wrth ddefnyddio Axona.

Casgliadau
Mae'r ddau'n parhau i gael eu gwerthuso mewn arbrofion ond mae'r canlyniadau'n addawol, ac mae'n debygol y bydd y ddau'n effeithiol o ran helpu pobl â dementia ysgafn neu gymedrol.

Enghreifftiau eraill o therapïau cyflenwol

Therapi hel atgofion
Pan ddechreuodd fy nain ddatblygu dementia, un o'r pethau a ddaeth i'r amlwg fwyaf oedd ei bod yn gallu cofio'i phrofiadau fel nyrs gynorthwyol adeg y rhyfel fel pe bai newydd orffen ei shifft olaf y bore hwnnw, er nad oedd ganddi ddim syniad ble'r oedd hi wedi rhoi ei sliperi, na hyd yn oed beth oedd ein henwau.

Mae therapi hel atgofion yn seiliedig ar y ffaith bod y rhan fwyaf o bobl â dementia yn debyg i fy nain. Mae ganddyn nhw atgofion clir o'r gorffennol y mae'n bosibl eu defnyddio i wella'u hwyliau, eu lles a'u perthynas â'u teuluoedd, â'u gofalwyr ac â'r gweithwyr proffesiynol eraill sy'n helpu i ofalu amdanyn nhw.

Mae'n bosibl cynnal therapi un i un neu fel rhan o grŵp a bydd yn golygu defnyddio lluniau, fideos a ffilmiau, llyfr lloffion a cherddoriaeth – mewn gwirionedd, unrhyw beth a allai brocio'r cof a datblygu trafodaeth am bwnc cyfarwydd. Mewn un prosiect, defnyddiwyd atgofion i ddylunio ystafell mewn cartref gofal i wneud iddi edrych yn fwy cyfarwydd.

Er bod hon yn ffordd wych o wella gofal am glaf, rhaid cofio nad yw pob atgof yn hapus a'i bod yn rhaid delio ag atgofion drwg mewn modd sensitif a pheidio â'u cuddio. Mae parchu dymuniadau pobl hefyd yn bwysig os ydyn nhw'n dweud nad ydyn nhw am drio'r math yma o weithgaredd.

Argymhellion ar gyfer gweithgareddau hel atgofion

Cerddoriaeth
Chwarae tapiau a CDs o hoff ddarnau o gerddoriaeth neu rai â chysylltiad arbennig, fel cerddoriaeth yr oedd y bobl yn dawnsio iddi, a gafodd ei chwarae yn eu priodas neu a oedd yn boblogaidd adeg eu dêt cyntaf. Yna soniwch am y gerddoriaeth ac unrhyw atgofion mae'n eu deffro am bobl a llefydd perthnasol.

Gweledol
Mae lluniau o albymau teulu neu lyfrau o hen luniau o'r dref yr oedd y bobl yn byw ynddi yn gallu bod yn ddefnyddiol. Gall hen ffilmiau neu ffilmiau newyddion hefyd fod yn ffordd dda o ddechrau hel atgofion o'r cyfnod yn eu bywyd y maen nhw'n ei gofio orau.

Arogl a blas

Defnyddiwch hoff fwydydd neu ddiodydd i ddechrau trafodaeth am ymweld â lleoedd a digwyddiadau arbennig a oedd yn bwysig, neu am y bobl yr oedden nhw'n rhannu'r bwydydd neu'r diodydd â nhw.

Cyffwrdd

Gallwch ddefnyddio darnau o ddillad neu addurniadau o'r gorffennol hefyd, ynghyd â gemwaith yr oedden nhw yn ei drysori neu fedalau perthynas.

Gall y gweithgareddau hyn gael eu defnyddio gan ofalwyr i ddod i adnabod rhywun, neu gan ffrindiau a pherthnasau i ddechrau sgwrs am rannau o fywyd y person y mae'n dal i'w cofio.

Atgoffa pobl o realaeth

Mae wedi'i ddangos bod y math yma o therapi yn helpu i leihau dryswch ac yn gallu helpu i atal ymddygiad sy'n achosi pryder. Gall fod yn arbennig o fanteisiol mewn cartrefi gofal ac ysbytai, ond gallai hefyd gael ei ddefnyddio yn y cartref os oes gennych rywun â dementia dan yr un to â chi.

Y nod yw rhoi gwybod i'r un â dementia ble mae ef neu hi a faint o'r gloch yw hi, ynghyd ag enwau'r bobl o'u cwmpas, pwy ydyn nhw a sut maen nhw'n gofalu amdanyn nhw. Yn gryno, mae'n ceisio galluogi pobl i wybod ble maen nhw a phwy ydyn nhw a'r rheini sydd o'u hamgylch, i leihau ansicrwydd a gorbryder.

Byddai enghreifftiau'n cynnwys:

- arddangos hysbysfwrdd gyda'r diwrnod, y dyddiad, y pryd bwyd nesaf a'r tywydd wedi'u hysgrifennu arno

- gosod clociau calendr mawr ar y wal

- prynu papurau newydd dyddiol, cyfredol

- rhoi enwau ystafelloedd ar ddrysau, gydag enw'r unigolyn ar ddrws ei ystafell wely.

Mae'r rhai sy'n beirniadu atgoffa pobl o realaeth yn gofidio bod cael eu cywiro ynglŷn â sefyllfaoedd yn gallu gwneud i bobl deimlo'n waeth. Er enghraifft, mae dweud wrth rywun ei bod yn methu mynd adref at ei gŵr gan ei fod wedi marw ddeng mlynedd yn ôl yn gallu achosi gwewyr meddwl i rywun sydd wedi anghofio am ei farwolaeth. Felly, gallai ymateb i'r newydd fel petai newydd ei glywed.

Therapi arbennig
Felly, mewn cyferbyniad, mae therapïau eraill fel Gofal Cynnar Arbenigol ar gyfer Alzheimer (SPECAL: *Specialized Early Care for Alzheimer's*) wedi'u datblygu. Gyda'r dull yma, mae yna dair rheol aur:

- Peidiwch â gofyn cwestiynau.

- Gwrandewch ar yr arbenigwr – yr un â dementia – a dysgwch ganddo.

- Peidiwch â gwrth-ddweud.

Nod y rheolau hyn yw osgoi achosi gwewyr meddwl i bobl wrth eu herio gyda chwestiynau y bydd eu cof yn methu eu helpu i'w hateb, a gwrando ar y cwestiynau y maen nhw'n eu gofyn a cheisio'u hateb o'u safbwynt nhw ac nid o'ch safbwynt chi.

Yn *The Guardian* yn 2008, defnyddiodd y seicolegydd Oliver James yr enghraifft yma o brofiadau Penny Garner, datblygwr y dull SPECAL, i danlinellu'r manteision i ofalwyr a'r bobl maen nhw'n gofalu amdanyn nhw:

Daeth syniadau Garner i fodolaeth o ganlyniad i ofalu am ei mam, Dorothy Johnson, pan ddatblygodd hithau glefyd Alzheimer. Un diwrnod, roedden nhw'n eistedd gyda'i gilydd mewn ystafell aros meddyg pan ddywedodd Dorothy yn sydyn, "Ydy hi'n amser hedfan eto?" Roedd hyn yn ddirgelwch i Garner a cheisiodd osgoi'r cwestiwn. Edrychodd ei mam o'i hamgylch yn bryderus a dweud, "Dyden ni ddim am ei cholli – ble mae'n bagiau ni?"

Yn sydyn, sylweddolodd Garner beth oedd yn digwydd. Roedd ei mam wedi bod wrth ei bodd yn hedfan erioed ac roedd Dorothy yn gwneud synnwyr o'r ystafell aros brysur yma drwy dybio eu bod nhw mewn lolfa maes awyr. Pan atebodd Garner, "Mae'n cesys ni i gyd wedi'u llwytho, dim ond ein bagiau sydd gennyn ni," fe ymlaciodd ei mam yn syth.

Er bod manteision amlwg i'r dull yma o ran lleihau gorbryder mewn rhywun â dementia ac osgoi gwrthdaro â'r gofalwr, mae beirniaid wedi mynegi pryder ei fod yn dwyn grym oddi ar bobl â dementia. Trwy beidio â dweud y gwir am eu sefyllfaoedd nhw, maen nhw'n cael eu rhwystro rhag bod yn rhan o unrhyw broses benderfynu.

Ar ôl gwylio fy mam yn ymdrechu i gywiro fy nain pan fyddai'n fy nghamgymryd dro ar ôl tro am ei mab ei hun (fy ewythr) pan oedd yn fachgen, rwy'n gallu gweld rhyw les mewn osgoi gwrthdaro. Ond er bod angen i ni ddewis ein brwydrau a pheidio â dadlau am bopeth, does bosib nad yw twyllo pobl am realaeth yn beth da, gan y gallai hyn ychwanegu at y dryswch.

A defnyddio'r enghraifft gan Oliver James, os daw rhywun i fy ngweld i yn y feddygfa am beswch drwg, ac mae ei gofalwr wedi gwneud iddi feddwl ei bod hi yn y maes awyr yn aros i'r gât ymadael agor, sut bydd hi'n ymateb pan fydd yr un y mae'n ei weld, sydd wrth reswm yn stiward awyr, yn gofyn iddi dynnu ei dillad i gael archwilio'i brest, yn hytrach nag yn rhoi iddi'r jin a thonig a'r cnau roedd hi'n eu disgwyl?

Aromatherapi

A dyma droi at driniaeth sy'n llai dadleuol o lawer. Mae defnyddio olew planhigion aromatig i hyrwyddo lles yn bod ers cyfnodau Beiblaidd ac mae llawer o dystiolaeth ar gael o'u manteision i iechyd.

O ran dementia, mae'r olewau hyn, sy'n gallu cael eu hanadlu i mewn neu eu rhoi ar groen, yn gallu helpu gyda chynnwrf, aflonyddwch, ymddygiad gwrthgymdeithasol, dryswch a methu cysgu. Nid ydym ni'n gwybod yn iawn sut mae'r triniaethau hyn yn gweithio, gan fod nifer o gleifion â dementia wedi colli eu synnwyr arogli, ond does dim dwywaith nad ydyn nhw'n ffordd ddiogel (yn nwylo ymarferwyr profiadol) ac effeithiol o helpu pobl sydd â rhai o symptomau mwy anodd dementia.

Olewau aromatig sy'n gallu helpu dementia

- Lafant
- Brenhinllys (*basil*)
- Camri (*chamomile*)
- Coriander
- Lemon
- Balm lemon
- Neroli

Therapi golau llachar

Mae dementia yn gallu drysu patrymau cysgu pobl yn llwyr, gyda syndrom y machlud yn broblem arbennig (trowch at Bennod 7). Yn draddodiadol gall cyffuriau ar bresgripsiwn fod yn niweidiol, felly mae'r driniaeth yma'n opsiwn os nad yw sefydlu trefn syml i fynd i'r gwely yn gweithio.

Mae'n golygu defnyddio blwch golau sydd tua 30 gwaith yn fwy llachar na bwlb cyffredin, gyda'r unigolyn yn eistedd o'i flaen am 30 munud i ddwy awr y dydd. Gall defnyddio'r driniaeth yma bob dydd helpu pobl â dementia i ddatblygu patrymau cysgu gwell, ac mae wedi'i brofi hefyd ei fod yn hyrwyddo ansawdd cwsg gwell ac yn helpu i wella hwyliau isel.

Therapi cerddoriaeth

Mae'r therapi yma'n defnyddio alawon, rhythmau, offerynnau a chanu i wella lles pobl. Mae gan gerddoriaeth allu anferth i effeithio ar ein meddyliau a'n teimladau. Pwy ohonom ni sydd heb neidio ar ein traed yn ystod cân roc i chwarae gitâr ddychmygol neu floeddio canu i feicroffon brwsh gwallt? Go brin nad oes darn o gerddoriaeth wedi gwneud i'r dagrau lifo ar ryw adeg yn ein bywydau.

Gyda dementia, mae'r gallu i ymateb i gerddoriaeth yn gallu para ymhell ar ôl colli prosesau meddyliol eraill fel canolbwyntio a chofio. Felly mae'n bosibl defnyddio gallu cerddoriaeth i ddeffro'r teimladau hyn i gyfathrebu â phobl er eu bod nhw'n cael trafferth gwneud synnwyr o bethau ar adegau eraill.

Therapi cerddoriaeth

Yn ei lyfr *Musicophilia*, mae'r niwrolegydd Oliver Sacks yn dweud stori hyfryd Bessie T a oedd yn 80 oed. Cyn-gantores y blues â chlefyd Alzheimer oedd hi, gydag amnesia mor ddifrifol roedd hi'n methu cofio dim byd am fwy na munud. Pan oedd sioe dalent yn yr ysbyty lle'r oedd hi'n byw, bu'n ymarfer rhai o'r caneuon gyda'i therapydd cerddoriaeth. Ar y diwrnod, fe roddodd berfformiad hyfryd ac angerddol iawn, gan gofio'r geiriau i gyd. Ond ychydig funudau'n ddiweddarach, ar ôl camu oddi wrth y microffon, doedd hi ddim yn cofio ei bod wedi canu o gwbl.

7

Delio â symptomau trafferthus

Wrth i symptomau dementia gynyddu, gall nifer o fathau o ymddygiad ddatblygu sy'n gallu bod yn straen ofnadwy ar ofalwyr. Gall yr ymddygiadau hyn fod ar sawl ffurf, ond rydym ni'n gweld patrymau pendant mewn nifer o bobl â dementia. Mae'r rhan fwyaf ohonyn nhw'n ysgafn a gallwn ddelio â nhw heb gymorth proffesiynol, ond maen nhw'n gallu troi'n eithafol a bydd angen help gan feddyg yr unigolyn neu gan nyrs gymuned arbenigol.

Yn gyffredinol, mae'r problemau hyn yn perthyn i'r categorïau symptomau rydym ni wedi eu gweld yn barod: gwybyddol, emosiynol ac ymarferol. Ond dylem gofio hefyd nad yw rhai symptomau'n ganlyniad uniongyrchol i'r dementia ei hun ond, yn hytrach, i boen neu wewyr meddwl arall (fel symptomau arthritis), ac mae'r dementia wedi cymryd y gallu oddi ar y person i fynegi hyn yn fwy uniongyrchol.

Gwybyddol

Crwydro

O bosibl, crwydro yw'r ymddygiad mwyaf anodd yn y categori hwn gan ei fod yn gallu achosi perygl i rywun fynd ar goll neu gael ei anafu oherwydd peryglon fel traffig a lladron. Rydw i wedi cael cleifion sydd wedi cael trafferth gyda'r ddau, yn cynnwys dynes a gafodd ei darganfod gan yr heddlu yn crwydro ar ganol traffordd gyfagos yn ei gwisg nos a'i sliperi.

Ond nid achosi gofid i ofalwyr neu gadw'r heddlu'n brysur yw bwriad yr ymddygiad peryglus yma. Yn aml, mae nifer o ffactorau gwirioneddol yn ei achosi:

- Anghofrwydd – yng nghanol tasg, bydd y person yn anghofio beth mae'n ei wneud ac yn meddwl bod rhaid iddo fod yn rhywle arall. Neu mae'n bosibl ei fod yn mynd yn ôl i'r gorffennol ac yn cychwyn, yn siŵr y dylai fod yn y gwaith, ond yn mynd ar goll ar y ffordd.

- Efallai fod ei amgylchedd yn rhy brysur neu swnllyd, neu'n rhywle nad yw am fod ynddo, felly mae'n crwydro i ddianc.

- Gormodedd o egni a diflastod – er bod gan rywun ddementia nid yw hynny'n golygu nad oes angen ymarfer corff arno!

Argymhellion i rwystro crwydro:

- Ysgogi'r person a'i gadw'n brysur a mynd allan am dro yn aml i achosi blinder naturiol

- Os yw'n byw yn ei dŷ ei hun, ceisiwch guddio'r drws

ffrynt drwy roi llenni o'i flaen, fel nad yw'n amlwg fel ffordd allan

• Dywedwch wrth gymdogion caredig a siopwyr lleol ei fod yn tueddu i grwydro

• Gwnïwch labeli enw ar ddillad a dillad nos, fel bod modd ei adnabod os caiff ei ddarganfod yn crwydro

• Gofynnwch i'w feddyg teulu wneud yn siŵr nad oes problem gorfforol nac ymateb i gyffuriau yn gyfrifol am yr ymddygiad.

Ymddygiad ailadroddus

Mae hwn yn ymddygiad cyffredin arall sy'n gallu bod yn dân ar groen gofalwr. Gall olygu gofyn yr un cwestiynau yn ddi-baid, aildrefnu pethau drwy'r amser mewn ystafell neu wneud galwadau ffôn diddiwedd.

Eto, mae'r cof yn gallu bod yn un o achosion ymddygiad ailadroddus – dydy'ch perthynas ddim ond yn anghofio ei fod wedi gofyn rhywbeth i chi yn barod. Ond efallai fod hyn oherwydd ei fod yn ofidus ac yn ceisio ei gyfleu i chi yn y ffordd anghywir, neu ddim ond oherwydd diflastod.

Gallwch ei helpu mewn sawl ffordd:

• Mynd dros bethau'n fwy araf a phwrpasol ac efallai ddefnyddio rhywbeth gweledol i esbonio ateb.

• Gofyn a oes rhywbeth arall yn ei ofidio.

• Cymryd hoe fach os yw pethau'n cynhyrfu, gan y gallai eich cynnwrf chi ei anesmwytho a gwneud yr ymddygiad ailadroddus yn waeth.

• Defnyddio peiriant ateb i weld pwy sy'n ffonio.

- Gofyn i'r meddyg gael golwg i weld a oes achos meddygol os yw'r ymddygiad yn newydd neu'n gwaethygu.

Syndrom y machlud

Gall y broblem yma wneud gofalwyr yn flinedig iawn oherwydd mae'n gallu arwain at nosweithiau di-gwsg i bawb. Mae dioddefwyr yn mynd yn fwy a mwy dryslyd ac yn cysgu lai a llai bob min nos ac wedyn yn aros yn effro ac yn ffwndrus drwy'r nos. Yna maen nhw'n cysgu yn ystod y dydd i orffwys rywfaint tra mae'r gofalwr yn gorfod bwrw ymlaen gyda gweithgareddau arferol cyn i'r cyfan ddigwydd eto adeg y machlud.

Mae meddyginiaethau posibl yn cynnwys:

- therapi golau llachar (trowch at Bennod 6)

- osgoi diodydd â chaffein fel te a choffi ar ôl swper

- lleihau gweithgareddau sy'n ysgogi'r meddwl fin nos

- archwiliad meddygol arferol ar gyfer achosion mae'n bosibl eu trin.

Emosiynol

Yma, mae dicter a natur flin ar frig y rhestr o symptomau cyffredin. Gallan nhw eu hamlygu eu hunain ar ffurf gweiddi a sgrechian, ymosod ar bobl yn gorfforol ac ymateb llafar anghyffredin o ddigywilydd.

Er bod rhai yn ddiymatal o ganlyniad i ddementia, sy'n gallu achosi i'r ymddygiad yma fod yn fwy tebygol ac efallai'n fwy eithafol, mae'n werth cofio bod rhywun â dementia yr un mor debygol â ni o gael ei ddigio gan bethau sy'n ei boeni. Ac mae ganddo bob hawl i ddigio.

Wrth iddo ddod yn llai a llai abl i ofalu amdano'i hunan, mae'n anochel y bydd yn rhaid i eraill wneud mwy ar ei gyfer. Ond pan fydd hyn yn digwydd heb ystyried sut mae'n hoffi gwneud pethau neu heb ymdrech i gadw ei urddas, mae'n mynd i achosi trafferth.

Petai rhywun yn tynnu fy nillad i mewn ystafell ymolchi oer, yn fy sodro yn y gawod ac yn fy mhrocio gyda sbwng ar ffon, fe fyddwn i'n ffraeo hefyd!

Ond mae'n bosibl bod achosion sylfaenol eraill y gallem eu helpu drwy, er enghraifft:

- trin pobl fel y byddem ni'n hoffi cael ein trin (hynny yw, gofyn sut mae pobl yn hoffi gwneud pethau gan ofalu am eu cysur a'u hurddas personol)

- gofyn i weithiwr proffesiynol ofalu nad yw afiechyd, iselder neu boen yn achosi'r broblem

- peidio â gwylltio, yn enwedig yn gyhoeddus, i sicrhau nad yw'r sefyllfa'n gwaethygu.

Dadansoddiad *ABC*

Un ffordd o geisio mynd i'r afael â'r math yma o ymddygiad, i leihau ei effaith yn y dyfodol, yw defnyddio dadansoddiad ymddygiad *ABC*:

- mae *A* yn golygu edrych ar sefyllfaoedd sy'n ysgogi (*activate*) yr ymddygiad
- yn *B* mae'n rhaid nodi'n union beth sy'n digwydd o ran ymddygiad (*behaviour*)
- mae *C* yn adnabod canlyniadau'r ymddygiad hwnnw (*consequences*).

Drwy weithio allan beth sydd wedi achosi'r ymddygiad, sut y datblygodd, a pha ffactorau sy'n ei wneud yn waeth, fel ymateb annerbyniol pobl eraill, mae'n bosibl datblygu strategaethau i helpu i osgoi neu leihau ei ddifrifoldeb yn y dyfodol.

Ymarferol

Gwlychu a baeddu

Yn anffodus, mae pobl â dementia yn gallu gwlychu a baeddu, ond methu dal eu dŵr sydd fwyaf cyffredin. Mae'r achosion yn perthyn i bedwar prif gategori:

- problemau â'r bledren ei hun, fel llid ar gyhyr y bledren; y cyhyr sy'n rheoli'r llif o'r bledren yn wan oherwydd bod cyhyrau'r llawr pelfig yn llac ar ôl geni plentyn ac, mewn dynion, y chwarren brostad wedi chwyddo

- problemau sy'n effeithio ar sut mae'r bledren a'r arennau'n gweithio, yn cynnwys haint ar y llwybr wrinol (systitis), diabetes, rhwymedd ac effeithiau meddyginiaethau amrywiol

- problemau gyda gallu'r ymennydd i reoli'r bledren, sy'n gallu bod yn ganlyniad uniongyrchol i'r dementia

- problemau o ran cyrraedd y tŷ bach, oherwydd problemau symudedd neu anghofio ei leoliad.

Mae mynd i'r afael â'r broblem yma yn golygu penderfynu beth sy'n ei hachosi ac wedyn delio â hi. Gall hyn olygu mynd at y meddyg i drafod a oes angen newid tabledi neu i wneud profion am heintiau wrinol a rhwymedd. Neu efallai ddim byd mwy na sicrhau bod labeli gwell ar ddrws yr ystafell ymolchi neu annog y person i fynd yn amlach i'r tŷ bach.

Cwympo

Er bod cwympo'n aml yn gallu bod yn arwydd cynnar o ddementia i rai pobl, mae'n dod yn fwy cyffredin wrth i'r cyflwr waethygu, gyda thua 50 y cant o bobl â dementia'n cwympo o leiaf unwaith y flwyddyn. Mae hyn ddwywaith yn fwy na pha mor aml mae'r henoed yn cwympo yn gyffredinol.

Mae cwympo'n cael ei achosi gan ddifrod oherwydd dementia i systemau cydsymud a chydbwysedd yr ymennydd, effeithiau gwahanol gyffuriau ar bresgripsiwn (sy'n gallu achosi i bwysedd gwaed ddisgyn wrth i rywun sefyll) a baglu dros fatiau a dodrefn mae'r person wedi anghofio amdanyn nhw.

Gallai'r canlynol rwystro cwympo: gweithio ar y cydbwysedd gyda ffisiotherapydd, cael gwared ar beryglon o'r ystafell a'i gwneud hi'n haws mynd o'r gadair i'r drws, gofyn i'r doctor adolygu meddyginiaethau a gosod rampiau a rheiliau.

Chwalu'r chwedl

Mae pawb sydd â dementia'n troi'n dreisgar.
Gall ymddygiad ffyrnig neu dreisgar fod yn symptom o ddementia mewn rhai pobl, ond nid yw hyn ar unrhyw gyfrif yn effeithio ar bawb. Yn aml gallwch ei osgoi drwy wella pethau o'u cwmpas, cyfathrebu'n well a sicrhau eu bod yn cael eu parchu drwy'r amser.

Dod o hyd i'r gofal iawn

Bydd anghenion gofal pobl â dementia yr un mor wahanol â'r bobl eu hunain. Byddan nhw'n dibynnu ar ba mor anabl mae'r person oherwydd y cyflwr, yn newid wrth i'r dementia ddatblygu ac yn amrywio yn ôl awydd a gallu ei deulu i'w helpu. Ond mae un peth yn siŵr: gan mai ychydig iawn o driniaethau sydd gan feddygon, y pryder pennaf fydd anghenion cymdeithasol rhywun â dementia.

Efallai y bydd nifer o weithwyr gofal iechyd a chymdeithasol eraill yn gallu helpu, ac mae elusennau hefyd yn cynnig gofal a chefnogaeth i ddioddefwyr a'r rheini sy'n gofalu amdanyn nhw. Mae darparu'r gwasanaethau hyn yn amrywio o le i le ond mae enghreifftiau'n cynnwys y canlynol.

Gofal iechyd

- Mae nyrsys cymuned yn gallu cefnogi pobl sydd am fyw'n annibynnol ond sydd mewn perygl o gwympo neu gael eu hanfon i'r ysbyty. Maen nhw'n gallu rhoi cyngor ar wasanaethau eraill a mesurau diogelwch (fel larymau personol), ac mae ganddyn nhw ran hanfodol mewn cadw golwg ar gyflwr unigolyn drwy gynnig archwiliadau a phigiadau ffliw.

- Gall fferyllwyr cymuned ystyried sgileffeithiau meddyginiaethau a threfnu i roi tabledi mewn pecynnau swigod i'w gwneud nhw'n haws eu cymryd.

- Yn aml mae nyrsys cof arbenigol ar gael mewn clinigau cof lleol. Maen nhw'n parhau'r cymorth sydd ar gael yn y cartref ac yn cynnig cyngor i deuluoedd, gofalwyr a meddygon teulu sydd â phryderon arbennig am glaf.

- Gall ffisiotherapyddion gydweithio â phobl sydd mewn perygl o gwympo i'w gwneud yn fwy cadarn ar eu traed. Bydd hyn yn sicrhau eu bod nhw'n parhau'n weithgar.

Delio â symptomau trafferthus **69**

- Mae therapyddion galwedigaethol yn gallu chware rhan bwysig mewn galluogi pobl i gynnal eu gallu i gyflawni tasgau cyffredin a'i wella. Maen nhw hefyd yn gallu rhoi cyngor ar addasiadau fel rheiliau ar risiau a chawodydd ar yr un lefel â'r llawr sy'n gallu gwneud bywyd yn haws ac yn fwy diogel i bobl â dementia.

Gofal cymdeithasol

Gall y math yma o ofal gynnwys:

- help yn y cartref i siopa, golchi dillad a glanhau

- gofal yn y cartref, sy'n gallu cynnwys ymolchi, gwisgo a pharatoi prydau

- gofal bob awr o'r dydd a'r nos, naill ai mewn tŷ lloches neu gartref gofal

- prydau ar glud.

Gall elusennau (Atodiad B) a'ch meddyg neu eich arbenigwr roi cyngor i chi ar sut i gysylltu â'r ffynonellau gofal hyn.

Elusennau

Elusennau a sefydliadau gwirfoddol eraill sy'n rhoi llawer o'r gefnogaeth mae dioddefwyr a'u gofalwyr yn ei chael. Gall hyn fod ar ffurf clybiau cinio i'r henoed mewn festri capel/neuadd eglwys neu gynlluniau cyfeillio sy'n cael eu rhedeg o'r ganolfan iechyd leol. Mae'n bosibl darparu cefnogaeth benodol iawn ar gyfer y rheini sydd wedi'u heffeithio gan ddementia, er enghraifft:

- cynlluniau cyfeillio

- grwpiau cymorth i ofalwyr

- caffis cof, lle mae unrhyw un sy'n poeni am anawsterau cofio yn gallu galw i mewn am gyngor a gwybodaeth

- sesiynau therapi cerddoriaeth 'canu i'r ymennydd'.

Mae rhestr o wefannau elusennau yn Atodiad B.

Chwalu'r chwedl

Mae angen i bawb sydd â dementia fod mewn cartref nyrsio.
Mae'n bosibl gofalu am nifer o bobl â dementia yn eu cartrefi eu hunain nes bydd y clefyd wedi datblygu'n ddifrifol, yn ôl gallu teulu a ffrindiau i helpu a gyda help gweithwyr iechyd a gofal cymdeithasol.

8

Cymorth cyfreithiol ac ariannol

Mae'n bwysig iawn teimlo bod gennych lais sydd o bwys ac y bydd pobl yn parchu eich dymuniadau ynglŷn â byw eich bywyd. Mae hyn yn wir nid yn unig am eich ffordd o fyw, ond yn bwysicach fyth, am benderfyniadau ynglŷn â materion ariannol, eich trefniadau byw a'r math o driniaethau gofal iechyd yr ydych chi'n eu cael.

Gall hyn fod yn anodd iawn os ydych chi'n datblygu unrhyw un o'r clefydau sy'n arwain at ddementia. Wrth iddyn nhw waethygu, maen nhw'n cymryd oddi arnoch chi y gallu i resymu'n normal, i gynllunio ac i wneud unrhyw benderfyniad pwysig.

Mae dwy ddogfen gyfreithiol hanfodol yn bod sy'n eich galluogi i deimlo bod gennych rywfaint o reolaeth dros beth fydd yn cael ei wneud i chi a'ch pethau wrth i chi ddod yn fwy analluog, a beth na fydd yn cael ei wneud: ewyllys fyw ac atwrneiaeth arhosol (LPA: *lasting power of attorney*). A gallwch wneud y ddwy tra ydych chi'n dal i fod yn ddigon da i benderfynu drosoch chi'ch hun.

Ewyllys fyw

Mae ewyllys fyw (*living will*), neu gyfarwyddeb ymlaen llaw (*advance directive*), yn dweud pa driniaethau meddygol yr hoffech ac na hoffech eu cael petaech chi'n methu penderfynu drosoch chi'ch hun yn y dyfodol. Does dim cysylltiad rhwng ewyllys fyw ac ewthanasia, fel mae rhai pobl yn tybio.

Mae ewyllys fyw yn helpu meddygon, perthnasau a gofalwyr i wneud penderfyniadau call ynglŷn â'r triniaethau rydych chi am eu cael neu ddim am eu cael neu sydd orau er eich lles, petaech chi'n mynd yn sâl iawn ond yn methu mynegi eich dymuniadau ar y pryd. Yn anffodus, heb ewyllys fyw nid yw pethau mor syml na chlir. Rwyf wedi gweld nifer o bobl yn cael triniaethau a oedd yn fwy ymyrgar a llym o lawer na'r hyn a fyddai, yn ôl pob tebyg, yn addas gan nad oedd neb yn gwybod ymlaen llaw beth oedd eu dymuniadau.

Enghraifft dda fyddai'r fenyw â dementia sy'n cael trawiad ar y galon a'i gofalwr gofidus yn ffonio am ambiwlans. Yna, pan mae'n cael ataliad ar y galon a does dim ewyllys fyw ar gael, mae'n ddyletswydd ar y parafeddygon i ddechrau ei hadfywio. Nid yw hi'n fater o 'go gentle into that good night', chwedl Dylan Thomas, gyda chriw ambiwlans yn neidio i fyny ac i lawr ar eich asennau, yn gwthio nodwyddau pigog i'ch gwythiennau ac yn saethu dosau uchel o drydan drwy eich brest â diffibriliwr.

Mae ewyllys fyw yn hanfodol i rwystro'r sefyllfaoedd hyn rhag digwydd, neu i rwystro profion meddygol niweidiol neu frawychus ac i sicrhau marw gydag urddas pan ddaw'r amser.

Wrth bwy mae'n rhaid i chi ddweud amdani?
Dylech ofalu bod eich teulu, eich gofalwyr ac unrhyw weithwyr proffesiynol eraill sy'n helpu i ofalu amdanoch yn gwybod eich bod wedi gwneud ewyllys fyw.

Unwaith i chi ei gwneud, mae'n dod yn ddogfen gyfreithiol ac os ydych chi wedi dweud yn benodol eich bod yn gwrthod triniaeth achub bywyd, mae'n bosibl dwyn achos cyfreithiol yn erbyn meddygon sy'n anwybyddu hyn. Nid yw hi'n ddigon, fel mae rhai pobl wedi gwneud, i gael tatŵ 'peidiwch ag adfywio' ar eich brest, gan nad yw hyn yn rhwymo yn gyfreithiol nac yn rhoi'r wybodaeth y mae ei hangen ar feddygon i wneud penderfyniad mewn sefyllfa argyfyngus.

Atwrneiaeth arhosol

Mae atwrneiaeth arhosol (LPA) yn galluogi rhywun rydych chi'n ymddiried ynddo (y twrnai) i benderfynu drosoch pan fyddwch chi'n methu penderfynu drosoch chi eich hun. Mae dau fath o LPA – y naill ar gyfer iechyd a lles a'r llall ar gyfer eiddo a materion ariannol. Mae'r LPA iechyd a lles yn galluogi eich twrnai i benderfynu ble rydych chi'n byw a'r gofal rydych chi'n ei gael. Mae'r LPA materion ariannol ac eiddo yn galluogi'r twrnai i ofalu am faterion ariannol, fel biliau a budd-daliadau a phenderfynu ynglŷn â gwerthu eich tŷ neu'ch fflat.

Sut i gael LPA
Yn y bôn, gellir gwneud LPA gan unrhyw un sydd dros 18 oed ac sydd â'r gallu meddyliol i wneud hynny. Yn

y DU mae'r broses yn digwydd drwy lenwi ffurflenni sydd ar gael drwy Swyddfa'r Gwarcheidwad Cyhoeddus (*Office of the Public Guardian*) (rhan o'r Weinyddiaeth Gyfiawnder) neu ar-lein drwy www.direct.gov.uk. Cost y broses gofrestru, ar ôl anfon y ffurflenni, yw £120 ac mae'n cymryd tua naw wythnos i'w chwblhau. Mae gan wledydd eraill drefniadau tebyg ac mae'r manylion ar gael yn Atodiad B.

Budd-daliadau lles

Os oes gennych chi ddementia, neu os ydych chi'n gofalu am rywun â dementia, mae'n bosibl eich bod chi'n gymwys i gael cefnogaeth ariannol gan y wlad ar ffurf budd-daliadau lles. Yn ôl y disgwyl, wrth wneud cais am arian o goffrau'r llywodraeth, nid yw'n broses syml, a gall deimlo fel tynnu gwaed o garreg!

Mae nifer mawr o ffurflenni i'w llenwi a bydd angen gwybodaeth gan feddygon a gweithwyr cymdeithasol hefyd i brosesu cais yn llawn. Felly, mae'n broses araf ond gallai fod yn werth chweil. Gallwch gael cyngor ar yr hyn y gallech fod yn gymwys i'w gael a help gyda'r gwaith papur gan elusennau Alzheimer, y Ganolfan Cyngor Ar Bopeth ac asiantaethau lleol eraill sy'n rhoi cyngor ar fudd-daliadau.

9

A yw hi'n bosibl atal dementia?

Treuliwch amser mewn clinig gydag unrhyw weithiwr iechyd proffesiynol ac mae'n siŵr y bydd rywbryd yn pwysleisio y dylech wneud mwy o ymarfer corff, bwyta llai o fraster, rhoi'r gorau i sigaréts a pheidio ag yfed cymaint o alcohol. Mae gennym ni feddygon un mantra ac, fel Bwdhydd mewn safle lotws, rydym yn ei ailadrodd yn ddi-baid fel petaem ni'n credu bod ein bywyd, ac efallai gyrraedd y bywyd nesaf, yn dibynnu arno.

Ac i raddau, dyna'n union pam rydym ni'n gwneud hyn. Mae yna fwy na digon o dystiolaeth bendant sy'n awgrymu y bydd newid ein ffordd o fyw a'n deiet yn gwella ein hiechyd ac ansawdd ein bywyd ar hyn o bryd ac yn ein diogelu rhag cyrraedd ein bywyd nesaf cyn ein pen-blwydd yn 70 oed.

Nid dim ond ar gyfer atal clefyd y galon a strôc, diabetes a gordewdra mae'r dystiolaeth yn bod; drwy ofalu am ein cyrff mae'n fwy na thebyg y byddwn ni'n cadw ein hymennydd yn iach hefyd ac yn lleihau'r perygl o gael dementia.

Mae'r prosesau sy'n arwain at ddementia yn dechrau pan mae pobl yn eu pedwardegau, felly dylai'r atal yma ddechrau cyn gynted ag sy'n bosibl. Yn y bennod hon byddwn ni'n edrych ar sut mae'n bosibl newid ffordd o fyw o ran deiet, ymarfer corff, yfed alcohol a smocio, yn ogystal â'r dystiolaeth a yw 'ymarfer yr ymennydd' yn helpu'n wirioneddol i'n hamddiffyn rhag cael dementia.

Deiet

Mae'r rhan fwyaf o gyngor deietegol o ran atal dementia yr un fath â'r cyngor ar gyfer atal clefyd y galon, oherwydd bydd y difrod i'r pibellau gwaed gan frasterau hefyd yn effeithio ar lif ocsigen nid yn unig i gyhyr y galon ond hefyd i feinwe'r ymennydd.

Rydym ni'n gwybod hefyd fod pobl sy'n ordew (gydag indecs màs y corff o dros 30) yn ganol oed bedair gwaith yn fwy tebygol o ddatblygu dementia na'r rheini sydd heb fod dros eu pwysau.

Y math gorau o ddeiet yw'r un sy'n isel mewn braster ac yn uchel mewn ffibr. Felly, yn ddelfrydol bydd yn cynnwys llawer o ffrwythau a llysiau (pump y dydd), grawn cyflawn a grawnfwydydd, heb ormod o hambyrgyrs.

Mae dau brif fath o fraster yn y bwydydd rydym ni'n eu bwyta: dirlawn (*saturated*) ac annirlawn (*unsaturated*). Mae lefelau uchel o frasterau dirlawn yn codi lefel y colesterol yn ein gwaed, sy'n ymwneud â difrodi pibellau gwaed, ond mae brasterau annirlawn yn gallu helpu i leihau ein lefelau colesterol.

Bwydydd sy'n cynnwys brasterau dirlawn	Bwydydd sy'n cynnwys brasterau annirlawn
Darnau brasterog o gig	Pysgod olewog fel tiwna ffres a samwn
Peis a selsig	
Caws, menyn a lard	Afocados
Llaeth llawn a hufen	Cnau heb halen fel cnau Brasil a chnau Ffrengig
Siocledi	
Bisgedi, cacennau a chynnyrch crwst (*pastries*)	Hadau pwmpen a blodyn yr haul
	Olewau olewydd a blodyn yr haul

Erbyn hyn, mae gan yr holl fwydydd mewn archfarchnadoedd labeli sy'n dangos faint o fraster sydd ynddyn nhw. Maen nhw'n dangos cynnwys braster uchel mewn coch, cynnwys braster canolig mewn melyn a chynnwys braster isel mewn gwyrdd.

Mae'n amlwg ei bod hi'n iawn cael trît weithiau, ond ni ddylen nhw fod yn ffurfio'r rhan fwyaf o'ch deiet. Yn gyffredinol, dylai dynion beidio â chael mwy na 30 gram o fraster dirlawn y dydd a dim mwy na 20 gram i ferched.

Bwydydd sy'n uchel mewn ffibr

Mae'r rhain yn fwydydd sy'n seiliedig ar blanhigion ac maen nhw'n gallu gostwng lefelau colesterol, atal rhwymedd a helpu'r coluddyn i amsugno maetholion pwysig. Maen nhw hefyd yn gwneud i chi deimlo'n fwy llawn ar ddiwedd pryd o fwyd ac felly, drwy reoli eich archwaeth a faint rydych chi'n ei fwyta'n gyffredinol, gallan nhw eich helpu i beidio ag ennill pwysau.

Mae dau fath o ffibr: anhydawdd (*insoluble*) a hydawdd (*soluble*).

Yn gyffredinol, mae ffibr anhydawdd yn cynnwys cemegyn o'r enw seliwlos. Mae ffynonellau da yn cynnwys:

- bara gwenith cyflawn a graneri

- tatws drwy'u crwyn

- grawnfwyd brecwast grawn cyflawn

- reis brown a phasta gwenith cyflawn

- ffa, pys a chorbys (*lentils*)

- cnau.

Mae ffibr hydawdd yn eplesu yn y coluddyn a dyma beth sy'n achosi gwynt. Mae'n helpu i reoli siwgr gwaed a gostwng lefelau colesterol. Mae'r bwydydd canlynol yn ffynonellau da o ffibr hydawdd:

- ffrwythau fel afalau, gellyg, orenau, mefus a bananas

- tatws, tatws melys a winwns/nionod

- brocoli a moron.

Faint o ffibr?

Os ydych am fwyta deiet iach, cytbwys, mae'n rhaid i chi fwyta tua 18 gram o ffibr y dydd. Mae labeli archfarchnad yn rhoi manylion ynglŷn â faint o ffibr sydd ym mhob cynnyrch rydych chi'n ei brynu er mwyn eich helpu i gyrraedd y targed yma.

A yw hi'n bosibl atal dementia?

Halen

Mae llawer o halen yn eich deiet nid yn unig yn codi eich pwysedd gwaed ac yn cynyddu'r risg o glefyd y galon, ond mae hefyd yn gallu cynyddu'r risg o ddementia mewn pobl hŷn nad ydyn nhw'n gwneud llawer o ymarfer corff. Dylai oedolion beidio â chael mwy na 6 gram o halen y dydd, sydd tua'r un faint â llond llwy de.

Chwalu'r chwedl

Mae alwminiwm o sosbenni'n gallu achosi dementia.
Gan fod alwminiwm yn gysylltiedig â'r placiau a'r clymau protein sydd i'w gweld yng nghlefyd Alzheimer, roedd rhai'n tybio efallai ei fod yn achosi'r clefyd. Mae ymchwil ers hynny wedi dangos bod hyn yn annhebygol iawn.

Smocio

Mae smocio'n hollol ddrwg i chi. Mae'n effeithio ar eich calon a'ch ysgyfaint ac mae'n gysylltiedig â nifer o fathau gwahanol o ganser. Ni ddylai fod yn syndod, felly, ei fod yn ddrwg i'r ymennydd hefyd. Mewn gwirionedd, mae smocio mor ddrwg, mae'n dyblu'r risg o ddatblygu dementia, drwy niweidio pibellau gwaed a chelloedd nerfau. Mae llawer o dystiolaeth sy'n awgrymu bod smocio goddefol (anadlu mwg ail-law o sigaréts pobl eraill) yn gallu cynyddu'r risg o ddementia hefyd.

Mae'r cyngor yma'n syml: peidiwch â smocio! Ac os nad ydych chi'n smocio, ond yn byw gyda rhywun sy'n gwneud, perswadiwch nhw i roi'r gorau iddi er eich mwyn chi.

Yn anffodus, mae llawer o bobl yn ei chael hi'n anodd rhoi'r gorau iddi ac am bob un sy'n penderfynu peidio â smocio byth eto, mae'n fwy na thebyg bod hanner dwsin yn ildio i demtasiwn.

Diolch byth, yn y DU mae help wrth law gan y Gwasanaeth Iechyd Gwladol. Mae clinigau rhoi'r gorau i smocio ar gael drwy feddygfeydd, fferyllfeydd, rhai llyfrgelloedd ac mewn canolfannau cymunedol. Mae'r rhain yn cynnig meddyginiaeth ar bresgripsiwn i rwystro'r dyheu am sigarét arall. Ond cefnogaeth y clinigau hyn yw'r allwedd i'w llwyddiant nhw, gyda'r rheini sy'n cael presgripsiwn a chefnogaeth barhaus yn fwy tebygol o lawer o lwyddo i roi'r gorau i smocio – am byth – na'r rheini sydd ddim ond yn cymryd y presgripsiwn ac yn ceisio rhoi'r gorau iddi ar eu pen eu hunain.

Y tri phrif fath o feddyginiaeth i stopio smocio yw:

- Champix: tabled ar bresgripsiwn yn unig

- Zyban: tabled ar bresgripsiwn yn unig

- therapi amnewid nicotin – ar gael ar sawl ffurf: gwm cnoi, clytiau i'w rhoi ar y croen, microtabs (sy'n toddi yn eich ceg), losin (*lozenges*), mewnanadlyddion (*inhalers*) neu chwistrell (*spray*) i'r trwyn.

Mae'r rhain i gyd yr un mor effeithiol â'i gilydd. Bydd y rhai sy'n rhoi cyngor ar roi'r gorau i smocio yn rhoi gwybodaeth i chi am fanteision ac anfanteision pob un ac yn llunio'r driniaeth orau bosibl i weddu i chi.

Ymarfer corff

Mae gwneud ymarfer corff yn gyson yn ffordd bwysig o helpu i atal dementia fasgwlar a chlefyd Alzheimer. Nid math o ymarfer corff 'dim budd heb boen' yw hwn, sy'n golygu cofrestru i redeg marathon, ac ni fydd o raid yn golygu ymaelodi â champfa ddrud na gwisgo lycra.

Y cwbl yw'r ymarfer corff rheolaidd dan sylw yw cerdded yn gyflym bum gwaith yr wythnos am hanner awr ar y tro, gyda'r ci neu i'r siopau. A dweud y gwir, ddim ond i chi gyflymu curiad eich calon rywfaint, gallai gynnwys beicio, nofio, garddio, gwaith tŷ neu gyfuniad o'r rhain. Gallech hyd yn oed drio defnyddio grisiau yn lle'r lifft pan mae dewis o'r ddau – mae'r cyfan yn cyfrif.

Alcohol
Fel rydym ni wedi gweld yn barod ym Mhennod 1, mae alcohol yn gallu achosi ei fath ei hun o ddementia: syndrom Korsakoff. Felly mae'n bwysig cadw at y canllawiau mae'r llywodraeth yn eu hargymell:

• 3–4 uned y dydd i ddyn

• 2–3 uned y dydd i ddynes.

Os ydych chi'n yfed mwy na hyn yn rheolaidd, yna mae'n rhaid i chi yfed llai oherwydd yn ogystal â gwneud drwg i'ch ymennydd, mae hefyd yn gallu effeithio ar eich calon ac ar eich pwysedd gwaed a gwneud niwed difrifol i'ch afu/iau. Bydd eich meddyg yn gallu helpu i'ch cyfeirio at yr help gorau sydd ar gael ar gyfer hyn.

Ymarfer yr ymennydd
A yw cadw'n feddyliol ffit yn cadw eich ymennydd yn iach fel mae cadw'n gorfforol ffit yn helpu eich corff?

Mae yna ddiwydiant gwerth miliynau o bunnoedd sy'n ceisio awgrymu ei fod yn gwneud gwahaniaeth, ac mae pob math o gemau a rhaglenni ar gael ar gyfer cyfrifiaduron cartref a'r rhan fwyaf o'r consolau gemau.

Mae'r gemau yn gweithio ar y sail bod defnyddio profion cyfrifiadurol yn gyson yn gwella nid yn unig eich sgôr yn y profion penodol hynny ond yn gwella eich gweithredu gwybyddol yn gyffredinol. Yn anffodus, er gwaethaf llawer o ymchwil i fanteision y gemau hyn, does dim tystiolaeth i ddangos bod y manteision hynny o fudd i weithrediadau eraill yr ymennydd.

Nid yw hynny'n golygu nad yw'n werth cadw'r ymennydd i weithio. Mae nifer yn dweud bod gweithgareddau fel darllen, ysgrifennu er pleser, dysgu sgiliau newydd, hobïau neu ieithoedd tramor a mynd i ddosbarthiadau nos yn gallu helpu i atal dementia.

Dim ond un corff ac un ymennydd gewch chi. Os ydych chi'n gofalu amdanyn nhw, mae'r siawns o ddatblygu amrywiol afiechydon sy'n eich gwneud yn anabl, gan gynnwys dementia, yn lleihau'n sylweddol.

Gweithgaredd cymdeithasol

Mae'r rheini nad ydyn nhw'n mynd allan ryw lawer nac yn cymysgu gyda phobl eraill yn fwy tebygol o ddatblygu dementia na'r rheini sy'n cymdeithasu. Mae'n debyg bod y cymdeithasu yn cadw prosesau meddyliol mewn cyflwr gwell ac felly'n atal dirywio gwybyddol.

Felly, peidiwch ag eistedd gartref ar eich pen eich hun gyda dim ond y teledu'n gwmni. Ewch allan i glybiau cinio, bingo, grwpiau ffydd lleol, y sinema neu ddim ond galw i weld ffrindiau a pherthnasau am goffi a sgwrs.

10

Ac i orffen

Symptom nodweddiadol dementia fel cyflwr yw colli. Bydd dioddefwyr yn colli eu cof a'u gallu i gysylltu â phobl eraill fel roedden nhw'n arfer ei wneud ac yn raddol byddan nhw'n fwy a mwy analluog i wneud tasgau symlaf bywyd. Mae eu personoliaeth nhw'n gallu newid hefyd, gan wneud i ni feddwl ein bod ni wedi eu colli nhw.

Mae'r llyfr yma er cof am fy nain Hilda a fy ewythr George a oedd yn ddylanwad mawr arnaf i wrth dyfu i fyny. Treuliodd Hilda oriau ar y llawr gyda fi, yn chwarae â theganau milwyr a cheir pan oeddwn i'n fachgen. Pan oeddwn i yn y brifysgol byddai'n aml yn coginio cacennau lemon gwych i mi a fy nghyd-letywyr, i ofalu ein bod ni wedi cael rhywbeth heblaw pasta i'w fwyta. Roedd fy ewythr George bob amser yn hapus i gicio pêl gyda fy mrawd a fi yn ei ardd. Pan oeddem ni yn ein harddegau, byddai yn ein gyrru i wersyll y fyddin lle'r oedd yn gweithio er mwyn i ni gael tro ar yrru tanciau Chieftain.

Roedd hi'n dristwch mawr i ni fel teulu ac yn fwy fyth iddyn nhw, pan ddechreuodd dementia ddwyn eu hatgofion a'u gallu nhw i resymu, i ddelio ag arian, ac i gyflawni tasgau bob ddydd a oedd gynt yn ail natur iddyn nhw. Wrth i'w cyflyrau waethygu, i ddechrau roedden nhw'n anghofio ein henwau ac wedyn yn anghofio pwy oeddem ni'n gyfan gwbl. Fe fuom ni'n eu gwylio nhw wrth i'w byd ddod mor amlwg o ddryslyd. Ac fe brofon ni'r rhwystredigaeth o alwadau ffôn di-baid neu guro diddiwedd ar y drws i wirio'r atebion i gwestiynau yr oedden nhw wedi'u gofyn i ni droeon yn barod.

Mae colli rhywun i ddementia ychydig yn debyg i alar. Maen nhw'n dal i fod yn fyw yn gorfforol ond mae'r rhan ohonyn nhw a oedd yn graidd emosiynol a seicolegol, eu henaid hyd yn oed, fel petai'n farw. Nid dyma'r un roeddem ni yn ei adnabod gynt.

Ond maen nhw'n dal i fod gyda ni a'r tu ôl i olwg ddryslyd a gwahanol y persona newydd yma, mae'r un roeddem ni'n ei adnabod ac yn ei garu. Ac yn union fel roedden nhw'n gofalu amdanom ni, rhaid i ni wneud yr un fath iddyn nhw.

Rwy'n gobeithio bod y llyfr byr yma wedi rhoi cip i chi ar yr help sydd ar gael i bobl â dementia a'u gofalwyr ac y byddwch chi'n fwy ymwybodol o sut i gael gafael arno. Er nad oes gwellhad ar gyfer dementia o hyd, rydym yn gallu gwneud llawer i ofalu bod ei ddioddefwyr yn gallu cael ansawdd bywyd rhesymol. Ac mae dulliau'n bod i gysylltu â phobl sydd fel petaen nhw ar goll, oherwydd y tu mewn maen nhw'n dal i fod yr un fam, tad, gŵr, gwraig, taid neu nain, brawd neu chwaer rydym ni wedi eu hadnabod erioed. Mae angen i ni ddangos cariad tuag atyn nhw, sut bynnag sy'n bosibl, yn fwy nag erioed.

Ac i orffen 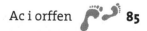 85

Atodiad A
Canllaw syml i'r ymennydd

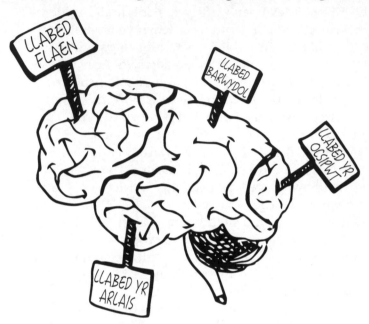

Ymennydd oedolyn yw'r peth mwyaf cymhleth yn y bydysawd cyfan, sy'n anodd ei gredu o edrych arno, gan ei fod yn debyg i lwmp anferth o gwm cnoi. Ar gyfartaledd, mae'n pwyso 1.5 cilogram ac mae ganddo ansawdd tebyg i fenyn cynnes neu tofu – yn ôl arferion bwyta'r llawfeddyg sy'n ei ddisgrifio. Ond mae'n fwy cymhleth na'r un o'r bwydydd hyn a gall ymddangos yn eithaf astrus. Felly dyma daith gyflym, elfennol drwy rai o'i rannau mwyaf sylfaenol a beth maen nhw'n ei wneud.

Hemisfferau serebrol

Mae'r ymennydd wedi'i rannu'n ddwy ran, sef yr hemisfferau serebrol. Mae eu haen allanol o gelloedd, sef y cortecs serebrol, yn edrych yn llwyd a dyna pam rydym ni'n sôn am yr ymennydd yn aml fel 'mater llwyd'. Mae pob hemisffer wedi'i rannu'n bedair llabed (*lobe*) gyda swyddogaethau gwahanol, sef y llabed flaen, y llabed barwydol (*parietal*), llabed yr arlais, a llabed yr ocsipwt (*occipital*).

Y llabed flaen

Dyma ran fwyaf yr ymennydd. Mae'n ein galluogi i wneud gweithrediadau uwch fel cynllunio a rhesymu meddyliol. Mae'n rhan o'r ymennydd sydd wedi'i datblygu'n fwy o lawer mewn pobl nag mewn unrhyw rywogaeth arall o anifail. Dyma beth sydd wedi'n galluogi i goncro ein hamgylchedd, glanio ar y lleuad a hyd yn oed deall rhai o reolau mwy cymhleth criced. Mae ganddi gysylltiad hefyd â lleferydd a symudiad a dyma brif ganolfan ein hemosiynau.

Llabed yr arlais

Mae hon yn cynnwys y prif gortecs clybodol (*auditory*), sy'n ymwneud â chlywed; yr hipocampws, sy'n bwysig o ran troi atgofion tymor byr yn rhai tymor hir; a rhan Wernicke, sy'n ein galluogi i ddeall iaith.

Y llabed barwydol

Mae'r rhan yma'n bwysig ar gyfer symud a chanfod teimladau fel cyffwrdd a phoen. Mae hefyd yn cynnwys y prif gortecs synhwyrol sy'n ein helpu i ddadansoddi gwybodaeth pan mae'n dod i'r ymennydd o'r corff. Mae hefyd yn ein galluogi i wybod pa ffordd sydd i fyny.

Llabed yr ocsipwt

Dim ond un peth mae'r llabed yma'n ei wneud, sef
gwneud synnwyr o'r hyn rydym ni'n ei weld. Mae'n ein
helpu ni i weld siapiau a lliwiau.

Cortecs serebrol

Dyma ran yr ymennydd lle mae'r pethau clyfar yn
digwydd: cof, meddwl, iaith ac ymwybyddiaeth. Mae
ganddo swyddogaethau gwahanol yn dibynnu ar ba labed
mae ynddi.

Coesyn yr ymennydd

Mae'r hemisfferau serebrol ar y ffurfiant yma sy'n debyg i
goesyn. Mae'r coesyn yn cysylltu'r ymennydd â gweddill
y corff drwy linyn y cefn. Dyma ran fwyaf cyntefig yr
ymennydd sy'n ymwneud â'n swyddogaethau mwyaf
hanfodol fel anadlu a churiad y galon. Os yw hwn yn
methu, cyn bo hir bydd popeth arall yn methu hefyd.

Serebelwm

Mae'r organ yma'n hongian oddi ar gefn bôn yr
hemisfferau serebrol ac mae'n hynod o debyg i ddarn o
flodfresychen. Wrth gwrs, mae'n fwy cymhleth o lawer na
blodfresychen ac mae'n delio ag ystum (*posture*) y corff,
cydbwysedd a chydlynu symudiad. Mae'n hanfodol ar
gyfer symudiadau manwl fel gafael mewn pethau bach
â'ch bysedd.

Fentriglau

Mae'r rhain yn llefydd gwag ym meinwe eich ymennydd
sy'n llawn hylif yr ymennydd.

Hylif yr ymennydd

Mae hylif yr ymennydd yn llifo drwy'r ymennydd ac o amgylch madruddyn y cefn. Mae'n glustog i'r ymennydd o fewn y benglog i'w ddiogelu rhag niwed yn ystod trawma, ond hefyd mae'n ymwneud â chael gwared ar wastraff a gynhyrchir yn ystod metabolaeth yr ymennydd.

Celloedd yr ymennydd

Mae'n debyg bod tua 86 biliwn o gelloedd nerfau, neu niwronau, mewn ymennydd oedolyn a phob un yn cydweithio i'n galluogi ni i feddwl, symud, anadlu, cwympo mewn cariad, gwylio ein hoff operâu sebon ar y teledu a deall y llyfr yma. Er mwyn i'r rhain a'r gweithrediadau niferus eraill yn ein hymennydd weithio'n effeithiol, mae angen mwy o gysylltiadau rhwng y niwronau hyn ar bob centimetr sgwâr o feinwe'r ymennydd na nifer yr holl sêr yn ein galaeth.

Mae celloedd yr ymennydd yn trosglwyddo negeseuon o'r naill at y llall drwy ddargludo trydan. Pan mae'r signal trydanol yn cyrraedd pen y naill gell, mae'n trosglwyddo neges at y llall, gan ddefnyddio cemegion a elwir yn niwrodrosglwyddyddion (*neurotransmitters*). Mae'r rhain yn mynd ar draws y bwlch rhwng celloedd (synaps), yn glynu wrth dderbynyddion ar yr ochr arall, sydd yna'n ysgogi signal trydanol arall i fynd drwy'r gell nesaf, ac yn y blaen. Mae'r trosglwyddyddion yn wahanol mewn rhannau gwahanol o'r ymennydd. Y rhai mwyaf cyffredin a pherthnasol i ddementia yw dopamin, glwtamad, ac yn enwedig mewn clefyd Alzheimer, asetylcolin.

Cof

Nid gor-ddweud yw datgan bod cof sy'n gweithio'n iawn yn hanfodol er mwyn i ddynoliaeth fodoli. Mewn gwirionedd, heb ein hatgofion, mae bywyd normal fwy neu lai'n amhosibl. Rydym yn sownd am byth yn y presennol ac yn methu dysgu o'r gorffennol na chynllunio ar gyfer y dyfodol.

Mae sut mae'n hatgofion yn gweithio yn dal i fod yn dipyn o ddirgelwch gwyddonol, gan ei bod yn broses hynod gymhleth sy'n cynnwys nifer o rannau gwahanol o'r ymennydd. Mae dau fath o brosesau cof: cof tymor byr a chof tymor hir.

Cof tymor byr

Hwn yw ein cof gweithio, sy'n ein helpu i gofio pethau fel rhifau ffôn. Does dim llawer o le ynddo ac mae'n gwagio'n gyflym er mwyn iddo allu storio atgofion newydd. Credir ei fod yn ein galluogi i gadw rhestrau o bump i naw eitem am tua 20 neu 30 eiliad.

Er mwyn i atgof aros yn ein pen y tu hwnt i'r eiliadau cyntaf hyn, rhaid ei symud o'r cof tymor byr i'r cof tymor hir lle, mewn theori, gallai gael ei storio am weddill ein bywydau.

Cof tymor hir

Mae gan hwn le di-ben-draw ac mae wedi'i rannu'n ddwy brif ran. Yn anffodus mae seicolegwyr wedi rhoi enwau gweddol anghofiadwy iddyn nhw:

- cof datgeiniol (*declarative*): cof ar gyfer ffeithiau fel rhifau ffôn, ystyr geiriau, gwybodaeth gyffredinol, pethau sydd wedi digwydd i chi, golygfeydd, synau ac arogleuon o'r gorffennol

- cof trefniadol (*procedural*): dysgu tasgau a sgiliau, fel dysgu i reidio beic, gosod plwg neu glymu carrai esgidiau.

Er mwyn i'r cof tymor hir weithio'n effeithiol, mae angen iddo fynd drwy dair proses sydd wedi'u cysylltu â'i gilydd. Os bydd un neu bob un o'r prosesau hyn yn methu, bydd y cysylltiadau rhyngddyn nhw'n torri a bydd y cyfan yn methu. Y prosesau hyn yw:

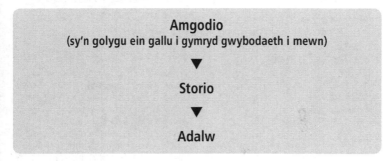

Amgodio
(sy'n golygu ein gallu i gymryd gwybodaeth i mewn)

▼

Storio

▼

Adalw

Mewn dementia, mae'r prosesau amgodio, storio ac adalw hyn yn methu.

Atodiad B
Ffynonellau cymorth a chyngor

Mae'r adran yma'n rhoi manylion cyswllt amryw o sefydliadau elusennol a gwladol sy'n rhoi cyngor ar yr help a'r gefnogaeth gorfforol ac ariannol sydd ar gael i bobl â dementia a'u gofalwyr. Er nad yw'n rhestr gyflawn fe ddylai roi mannau defnyddiol i ddechrau.

Y Deyrnas Unedig

Age UK

Tavis House
1–6 Tavistock Square
London WC1H 9NA

Llinell gymorth: 0800 169 6565

www.ageuk.org.uk

Elusen newydd a ffurfiwyd trwy gyfuno Age Concern a Help the Aged. Mae'n rhoi cyngor a chefnogaeth i'r henoed i gyd.

Age Cymru

Llawr Gwaelod
Mariners House
Llys Trident
Heol East Moors
Caerdydd CF24 5TD.

Llinell gymorth: 08000 223 444

www.ageuk.org.uk/cymru

Alzheimer's Society

Devon House
58 St Katharine's Way
London E1W 1LB

Llinell gymorth: 0300 222 11 22

www.alzheimers.org.uk

Dyma brif elusen y DU ar gyfer clefyd dementia ac ymchwil i'r maes. Mae'n darparu ffynonellau a gwybodaeth ragorol. Mae gan y wefan daflenni ffeithiau am bob agwedd ar ddementia a sut i ofalu am rywun â'r clefyd ac roedd yn un o'r nifer o adnoddau defnyddiol a ddefnyddiais wrth ymchwilio ar gyfer y llyfr hwn.

Alzheimer's Society Cymru

16 Columbus Walk
Glanfa Iwerydd
Caerdydd CF10 4BY

Llinell gymorth: 0300 222 1122

www.alzheimers.org.uk/about-us/wales

Benefit Enquiry Line

Warbreck House
Warbreck Hill Road
Blackpool FY2 0YE

0800 882 200

www.direct.gov.uk/benefits

Cyngor am ddim ar fudd-daliadau lles.

Carers Trust
32–36 Loman Street
London SE1 0EH

0844 800 4361

www.carers.org

Ffurfiwyd drwy gyfuno Crossroads Care a The Princess Royal Trust for Carers. Mae gan Carers Trust gynlluniau ar draws y DU sy'n cynnig cefnogaeth ymarferol i ofalwyr.

Carers UK
20 Great Dover Street
London SE1 4LX

0808 808 7777

www.carersuk.org

Darparu gwybodaeth i ofalwyr am sut i gael cefnogaeth

Cyngor Ar Bopeth (CAB)
www.citizensadvice.org.uk

Mae swyddfeydd ar draws y DU i gynnig cyngor a chefnogaeth ar faterion sy'n amrywio o fudd-daliadau i faterion cyfreithiol. Mae manylion swyddfeydd lleol yn y llyfr ffôn ac ar-lein.

NHS Direct/Galw Iechyd Cymru
0845 4647

www.nhsdirect.nhs.uk

www.nhsdirect.wales.nhs.uk

Yn cynnig gofal iechyd 24 awr, 365 diwrnod y flwyddyn, ar unrhyw bwnc.

Awstralia

Alzheimer's Australia
1 Frewin Place
Scullin
ACT 2614

02 6254 4233

Llinell gymorth genedlaethol dementia: 1800 100 500

www.fightdementia.org.au

Mae'n cynnal rhaglenni ar draws y wlad yn cynnig cefnogaeth, addysg, cynghori a hyfforddiant i bobl â dementia, i'w gofalwyr ac i bobl broffesiynol ym maes iechyd.

Carers Australia
Unit 1
6 Napier Close
Deakin
ACT 2600

02 6122 9900

www.carersaustralia.com.au

Sefydliad cenedlaethol sy'n eiriol dros ofalwyr ac yn eu cefnogi, ac yn gweithio gyda chymdeithasau gofalwyr gwladol a thaleithiol.

Government Benefits Advice
http://australia.gov.au/topics/benefits-payments-and-services

Gwefan sy'n rhoi manylion ar fudd-daliadau lles y wlad.

National Welfare Rights Network
www.welfarerights.org.au

Rhwydwaith genedlaethol o ganolfannau cyfreithiol cymunedol sy'n gallu cynghori a chefnogi pobl gyda'u ceisiadau a'u hapeliadau am fudd-daliadau.

Health Direct Australia
1800 022 222

Llinell gymorth 24-awr sy'n cynnig cyngor iechyd gan nyrs gofrestredig.

Canada

Alzheimer Society Canada

20 Eglinton Avenue West
16th Floor
Toronto
ON M4R 1K8

1 800 616 8816

www.alzheimer.ca

Elusen genedlaethol sy'n ariannu ymchwil i ddementia ac yn cynnig cyngor a chefnogaeth i ddioddefwyr, gweithwyr proffesiynol a gofalwyr yn Saesneg ac yn Ffrangeg.

Service Canada

Service Canada
Canada Enquiry Centre
Ottawa ON K1A 0J9

1 800 622 6232

www.servicecanada.gc.ca/eng/
lifeevents/caregiver.shtml

Yn rhoi cyngor ar fudd-daliadau, cefnogaeth ac opsiynau i ofalwyr.

Welfare Benefit Advice

1 800 622 6232

www.hrsdc.gc.ca/eng/disability_
issues/index.shtml

Cyngor gan y llywodraeth am hawl i fudd-daliadau.

Seland Newydd

Alzheimers New Zealand

4–12 Cruickshank Street
PO Box 14768
Kilbirnie
Wellington 6241

04 387 8264

www.alzheimers.org.nz

Elusen genedlaethol i'r rheini sydd â dementia a'u gofalwyr. Mae ganddi nifer o swyddfeydd lleol ar draws y wlad.

Carers New Zealand

PO Box 133
Mangonui
Far North 0442

09 406 0412

www.carers.net.nz

Yn rhoi gwybodaeth am fudd-daliadau a chefnogaeth i ofalwyr.

Healthline

0800 611 116

Cyngor iechyd 24-awr am ddim.

UDA

Alzheimer's Association

Alzheimer's Association National Office
225 N. Michigan Avenue, Fl. 17
Chicago
IL 60601

Llinell gymorth 24-awr: 1 800 272 3900

www.alz.org

Sefydliad cenedlaethol gyda changhennau lleol ar draws y wlad. Mae'n ymwneud â gofal, cefnogaeth ac ymchwil.

Welfare Information

www.welfareinfo.org/payments

Mae budd-daliadau yn UDA yn amrywio o dalaith i dalaith. Dyma wefan ddefnyddiol i'ch cynorthwyo os ydych am wneud cais.

Atodiad C
Adnoddau defnyddiol

Yn y llyfr yma fy mwriad oedd rhoi crynodeb clir, cyfoes o'r ffordd feddygol ddiweddaraf o feddwl am achosion symptomau dementia a thriniaethau ar eu cyfer. O ganlyniad rwyf wedi crynhoi gwybodaeth o ystod eang o lyfrau, gwefannau a dyddlyfrau meddygol ar y pwnc, yn ogystal â defnyddio fy mhrofiad fy hun.

I gadw'r llyfr yn daclus, rwyf heb eu rhestru wrth fynd yn fy mlaen ond hoffwn sôn yn arbennig am y ffynonellau canlynol, a allai fod yn ddefnyddiol os hoffech chi ddarllen rhagor am y pwnc.

Mae gwefannau'r elusennau sydd yn Atodiad B i gyd yn rhoi gwybodaeth arbennig iawn am ddementia, a'r canlynol hefyd:

- www.nice.org.uk/TA217 (canllawiau'r DU ar gyfer arfer gorau wrth roi diagnosis o ddementia a'i reoli)

- www.rcpsych.ac.uk (Royal College of Psychiatrists)

- www.netdoctor.co.uk a www.patient.co.uk (gwefannau cyngor meddygol ar ystod o gyflyrau)

- www.nhs.uk/www.wales.nhs.uk (gwefan y Gwasanaeth Iechyd Gwladol yng Nghymru)

- Jonathan Foster, *Memory: A Very Short Introduction*, Rhydychen: Gwasg Prifysgol Rhydychen, 2009. Cyflwyniad defnyddiol i sut rydym ni'n credu mae'r cof yn gweithio a beth all fynd o'i le wrth iddo gael niwed ac wrth i ni heneiddio.

Hefyd ar gael ar hyn o bryd yn y gyfres 'Camau Cyntaf':

First Steps out of Anxiety
Dr Kate Middleton

First Steps through Bereavement
Sue Mayfield

First Steps out of Depression
Sue Atkinson

First Steps out of Eating Disorders
Dr Kate Middleton
a Jane Smith

First Steps through the Menopause
Catherine Francis

First Steps out of Problem Drinking
John McMahon

First Steps out of Problem Gambling
Lisa Mills a Joanna Hughes

First Steps through Separation and Divorce
Penny Rich

First Steps out of Weight Problems
Catherine Francis